Dr E. MONIN

Médecine de l'Enfance

JUSQU'A L'ADOLESCENCE

PARIS

A. MALOINE, ÉDITEUR

25-27, RUE DE L'ÉCOLE DE MÉDECINE, 25-27

1905

Médecine de l'Enfance

JUSQU'A L'ADOLESCENCE

OUVRAGES DU DOCTEUR MONIN

(Petits traités de médecine et d'hygiène pratiques)

Envoi *franco* contre mandat adressé à la **librairie Maloine.**

L'Hygiène de la beauté (11ᵉ édition), 428 pages . . .	4 fr.
Les Arthritiques, 328 pages	4 »
Les Névropathes, 300 pages	5 »
Hygiène et traitement curatif des troubles digestifs, 260 pages.	4 »
Les Remèdes qui guérissent (cures rationnelles des maladies), 365 pages.	4 »
Hygiène et traitement des maladies de la peau (5ᵉ éd.)	3 »
Hygiène et traitement du diabète (6ᵉ édition) . . .	3 »
Hygiène et médecine journalière, 380 pages	3 50
La Lutte pour la santé, 350 pages.	3 50
Misères nerveuses (4ᵉ édition), 350 pages.	3 50
Formulaire de médecine pratique (10ᵉ édit.), 800 p.	5 »
L'Hygiène de l'estomac (11ᵉ édition), 450 pages . . .	4 »
L'Hygiène des sexes (5ᵉ édition), 320 pages	4 »
L'Hygiène des riches (3ᵉ édition), 360 pages.	4 »
L'Hygiène du travail, 300 pages	4 »
La santé par l'exercice, 316 pages.	4 »
L'alcoolisme, 300 pages	3 50
Les Maladies épidémiques.	1 »
Les odeurs du corps humain (3ᵉ édit.), 360 pages. .	3 50
Les propos du docteur (4ᵉ édition), 2 volumes à. . .	4 50
Précis élémentaire d'hygiène pratique (en collaboration avec le Dʳ Dubousquet)	6 »
Esquisses d'hydrologie clinique (20 brochures) . . .	» »
La Santé de la femme, 400 pages.	4 »
Les Maladies vénériennes, 130 pages	3 »
Comment on défend sa virilité	1 »
Comment on se défend contre les métrites	1 »
— — **contre l'eczéma**.	1 »
— — **contre le diabète**	1 »
— — **contre l'albuminurie** . . .	1 »
Les Maladies de la digestion, 400 pages	4 »
Les troubles nerveux de cause sexuelle.	1 50
Les maladies de la Respiration.	4 »
Secrets de santé et de beauté.	3 50
Médecine de l'Enfance	5 »

Dr E. MONIN

Médecine de l'Enfance

JUSQU'A L'ADOLESCENCE

PARIS
A. MALOINE, ÉDITEUR
25-27, RUE DE L'ÉCOLE DE MÉDECINE, 25-27
1905

PRÉFACE

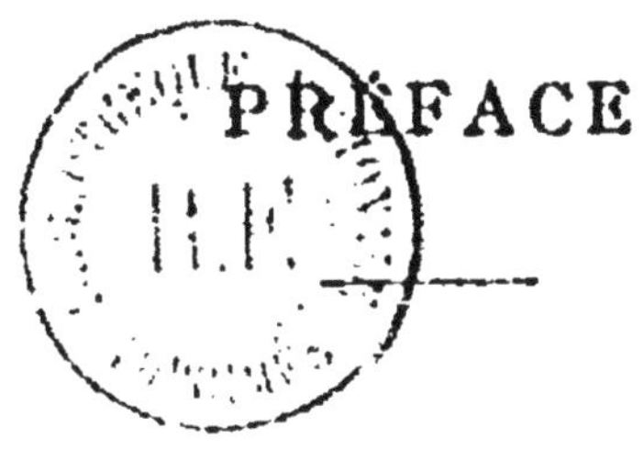

Persuadé, avec Stendhal, qu'il faut tondre ses phrases et non pas les friser, j'ai cherché à *résumer* en ce volume les faits les plus importants de la médecine de l'enfance. Ici, la sagesse humaine est souvent assez courte : il s'agit donc de ne pas restituer en longueurs ce qui nous manque en profondeur ; il faut comprendre que le brouillard n'est pas dans les faits, mais dans notre ignorance. Enfin, il faut avoir confiance en nous, si nous voulons inspirer confiance aux autres !

Jadis, une opinion était vraie parce qu'elle était ancienne. Aujourd'hui, tout est changé, en médecine : une opinion est vraie *parce*

1

qu'elle est nouvelle. Et pourtant, ainsi que l'a dit l'un des partisans les plus systématiques de la doctrine microbienne : « Si importante que soit une découverte médicale, elle ne déborde pas la médecine, elle peut y trouver sa place ! »

Les savants à systèmes pêchent, en réalité, par la méconnaissance de ce qu'est la médecine : ils veulent faire une science de ce qui n'est et ne sera jamais qu'un art, un *art* étroitement subordonné à l'*artiste* qui la pratique. La médecine, en effet, tient à l'âme plus qu'à l'esprit, ce qui est le fait d'un art et non d'une science ; notre langue médicale, elle-même, plus savante que nos idées, simule parfois des connaissances qui n'existent guère et consacre des découvertes qui ne sont, le plus souvent, que des hypothèses. Mieux vaut, d'ailleurs, rester art *établi* que désirer être science fausse ; mieux vaut se baser sur le *substratum* solide de l'expérience que sur la contradiction mouvante ; mieux vaut enfin, être solidaire des traditions que de briser, à tout instant, sous prétexte de progrès, la chaîne du passé. Ce faux esprit scientifique, qui n'est que l'esprit de système, est une lime sourde, qui use ce qu'il y a de meilleur.

N'abandonnons donc pas l'observation clinique, voix divine qui nous remet et nous maintient dans la tonalité juste. Après nous être leurrés des caduques espérances du laboratoire, ce grand dépravateur de la clinique, il nous faut retomber sous le joug de la thérapeutique, seul *desideratum*, seule raison d'exister de la médecine. « Il me semble, disait Montesquieu, que, jusqu'à ce qu'un homme ait lu tous les livres anciens, il n'y a pas de raison valable de leur préférer les nouveaux. » D'ailleurs, la vérité peut-elle être nouvelle ? Quant à moi, je considère comme très difficile d'être un médecin « moderne », avec l'admiration que je professe pour les anciens cliniciens. En les prenant pour guide et en ajoutant (par l'expérience journalière), des conclusions vécues, on peut écrire, je crois, de bons livres de vulgarisation.

Le vulgarisateur n'est jamais qu'un grand recommenceur. Il s'adresse au public et au praticien, voyageurs pressés, qui rejettent tout excédent de bagage embarrassant et agréent, avec plein consentement, ce qu'ils peuvent aisément croire avoir trouvé et pensé eux-mêmes ! Cela leur coûte moins cher que de *jurare in verba magistri* : car les âmes fières sont humiliées de *croire*, elles veulent *savoir* (Tracy). Le vulgarisateur, s'il n'est pas esclave des théories présentes, reste au service des vieilles vérités expérimentales méconnues par les ingrats : chercheur et même *trouveur* de microbes ne sont guère synonymes, hélas ! de thérapeute et de praticien.

J'envisage, quant à moi, la vulgarisation comme une sorte de tamis laissant filtrer ce qui est clair et arrêtant tout ce qui manque de netteté. Sur les idées des anciens maîtres, il s'agit de greffer un langage d'une compréhension plus actuelle, sans négliger l'indispensable inventaire des acquisitions récentes. Le bon vulgarisateur ne doit ni se répéter, ni se contredire, mais *se renouveler*, en se tenant au courant : il n'est pas mis au monde pour reculer les bornes de la médecine, mais pour la faire universellement aimer, ce qui est la servir encore plus utilement. Un vêtement de style élégant, quoique sérieux et solide, sans fantaisie ni frivolité, mais sans la coupe de la scolastique sévère, permet d'entrer partout, et donne à la science la plus revêche cet *ingrès* spécial dont parle Leibniz. Le bon vulgarisateur, tout en étant ambitieux d'impartialité, ne doit voir de difficulté à rien : c'est un *facilitateur*, quelque chose comme le *décisionnaire* universel des *Lettres Persanes*. En soignant attiquement son style, il doit renouveler les choses connues et rendre familières les choses nouvelles, puisqu'hélas ! nous passons notre temps à raser le passé, pour déterrer plus tard les bribes des doctrines abolies et les admirer de nouveau.

J'ai cherché à réaliser un difficile programme dans ces aperçus de médecine infantile :

« L'enfant malade, hostie où tout l'encens converge ! »

« Celui qui n'a pas d'enfant souffre moins, mais il est heureux sans bonheur », dit Andromaque dans Euripide. Et en effet, après les transes où nous jette leur maladie, quelle plus grande joie que celle d'assister à la convalescence de ces chers petits êtres ?

Les chapitres qui suivent tendent surtout à élucider les points les plus pratiques de prophylaxie et de traitement. Toujours à l'ordre du jour dans les familles, la médecine qui prévient et celle qui guérit ne peuvent également qu'avoir les préférences du véritable praticien.

Dr E. MONIN.

Paris, 7, rue Royale.

MÉDECINE
DE L'ENFANCE

CHAPITRE PREMIER

GÉNÉRALITÉS SUR LA PUÉRICULTURE

C'est à l'achat de la semence que le laboureur met le plus de soins.

Les anciens avaient pressenti, assurément, l'importance de l'éducation médicale de l'enfant[1] : mais on peut affirmer sans crainte que J-J. Rousseau est le véritable père de l'hygiénologie infantile. Nous n'accordons tant à nos contemporains que parce que nous ignorons les précurseurs : et celui-là en est un sérieux.

Rousseau est loin d'avoir méconnu (comme on

[1] L'antiquité était peu tendre aux nouveau-nés. La mère s'en occupait mal. « Quand un enfant meurt jeune, écrit Cicéron (*Tusculanes*) on s'en console aisément : s'il meurt au berceau, on ne s'en occupe même pas. »

pourrait l'insinuer) l'importance de l'hérédité en biologie : mais il avait une foi profonde, intuitive, dans la toute-puissance de l'éducation rationnelle, pour l'éradication des germes morbides du corps et de l'esprit. « Les maux dont nous souffrons, dit-il, sont curables. »

L'idée qui a présidé à la publication d'*Émile* est celle-ci : « On ne connait point l'enfance... L'homme aime les monstres. » C'est en rapprochant, le plus possible, du reste, son programme pédagogique du *convenienter naturæ*, qu'il a pu construire ce monument éternel, révolutionnaire dans le bon sens du mot, modificateur profond des mœurs, capable de transformer jusqu'à l'âme même du corps social...

Persuadé, avec Pierre Charron, qu'il ne faut pas laisser *valets ni servantes embabouiner l'enfance avec leurs sottes fadaises ;* persuadé avec Leibniz, que *le maître de l'éducation est le maître du monde*, Rousseau donne libre essor à ses pensées, *qui ne font qu'un saut de son cœur sur le papier.*

L'éducation hygiénique est comme la clef de voûte de l'hygiène individuelle et de la sociologie. Elle commence à la naissance, — et même auparavant, dès la grossesse de la mère. Rousseau a, prophétiquement, pressenti les ravages que devaient faire, en notre pays, les préceptes du *moral restraint* de cette sirène de Malthus. « Non contentes, dit-il, d'avoir cessé d'allaiter leurs enfants, les femmes cessent de vouloir en faire... Cet usage, ajouté aux autres causes de dépopulation, nous annonce le sort prochain de l'Europe. »

Jean-Jacques proteste (nous suivons autant que possible le texte d'*Émile*) contre cette habitude déplorable, enracinée encore il y a peu de temps dans certains pays, — de pétrir la tête des enfants nouveau-nés, sous le fallacieux prétexte de lui donner une forme plus convenable.

Il nous montre, ensuite, combien l'enfant nouveau-né a réellement besoin d'étendre et de mouvoir ses membres, pour les tirer de l'engourdissement où ils sont demeurés pendant les longs mois de l'état fœtal. Et, au lieu de lui laisser développer sa motilité, que faites-vous ? Vous emprisonnez le pauvre petit être dans un absurde maillot. (L'ancien maillot constituait, en effet, la pratique la plus absurde et la plus barbare, —

un vrai lit de Procuste, pour le nouveau-né, un *carcere duro* de la première enfance.)

Contre les nourrices et leur industrie mercenaire (si florissante parce que, de tout temps, les mères ont trouvé commode de se débarrasser de leurs enfants), Rousseau a dressé l'acte d'accusation le plus complet, et fait appel, tour à tour, à toutes les ressources du raisonnement et du sentiment, à tous les arguments de la morale et de la philosophie, pour engager les mères à nourrir. Convaincu, avec Bacon, que l'on ne commande vraiment à la nature qu'en lui obéissant, Jean-Jacques lance aux sceptiques ce dilemme irréfutable, le plus humain peut-être, qui ait jamais été proféré sur la question : « Celle qui nourrit l'enfant d'une autre est une mauvaise mère. Comment sera-t-elle une bonne nourrice ? »

Il décrit dans *Emile*, les règles techniques de l'allaitement, et nous fournit les conseils les plus complets sur l'alimentation normale du premier âge. Il n'y a rien à retrancher, rien à ajouter sur ce qu'il dit du choix d'une nourrice. Il préconise surtout, pour elle, le régime végétal, peu assaisonné, peu échauffant, et recommande, avec une grande raison, de ne pas trop modifier l'alimentation d'une femme qui vient de la campagne à la ville pour allaiter : « Un changement prompt et total, *même de mal en mieux*, est toujours mauvais, dit-il, pour leur santé. »

Nous passons, ensuite, aux soins corporels à donner depuis la naissance : la propreté exquise et l'habitude graduelle de l'eau froide sont les plus importants. Que de dermatoses, que d'*ictus a frigore*, destructeurs opiniâtres et cruels de la première enfance, pourraient être enrayés, annihilés, par l'application intégrale de ces deux préceptes de l'*Émile* !

Le berceau est, pour un nombre énorme d'enfants, ce que disait J. Michelet : un petit moment de lumière entre la vie et la mort. Tout le premier âge est fait de maladies et de dangers. Mais l'expérience nous apprend, par la voix du philosophe de Genève, qu'il meurt plus d'enfants élevés délicatement que d'autres : « Endurcissez donc leurs corps aux intempéries des saisons, des climats, des éléments, à la faim, à la soif, à la fatigue : trempez-les dans l'eau du Styx. » Vivant d'une façon plus conforme à la nature, l'enfant ne sera plus tributaire de tant de maux.

Surtout, deux préceptes capitaux : lui épargner

les drogues, et l'élever loin de la *malaria* des villes. Ici, trouve place une admirable page sur les dangers inhérents aux agglomérations urbaines : « Les hommes ne sont point faits pour être entassés en fourmillières. Plus ils se rassemblent, plus ils se corrompent... L'haleine de l'homme est mortelle à ses semblables... Les villes sont le gouffre de l'espèce humaine. Au bout de quelques générations, les races y périssent ou dégénèrent... » Les travaux contemporains nous ont démontré la justesse de ces aphorismes qui semblaient si exagérés. Trois générations suffisent pour épuiser la sève parisienne : autrement dit, les Parisiens de trois générations n'existent pas ; ils ont succombé ordinairement à la phtisie, à la débilité congénitale !... Sous le rapport des émanations, écrit Boussingault, Paris n'est qu'un amas de fumier d'une étendue considérable. L'air confiné, cent fois ruminé, qu'on y respire, véritable *saumure respiratoire*, est l'une des causes les plus palpables de la tuberculose pulmonaire, fléau qui décime, sans trêve, plus du quart des Parisiens. Le milieu humain nous apparaît comme le milieu de culture indispensable à la production de la plupart des épidémies urbaines, et notamment de la fièvre typhoïde. De célèbres expériences ont démontré la vérité littérale de la fameuse phrase de Jean-Jacques sur l'haleine : d'après Dubois-Reymond, l'air expiré renferme un poison (alcaloïdique, probablement) des plus énergiques, qui, injecté à des animaux, détermine la mort rapide et constante. C'est l'*anthropotoxine*.

« La seule habitude qu'on doit laisser prendre à l'enfant est de n'en contracter aucune. » C'est ainsi qu'il ne faut pas l'accoutumer à être porté sur un bras plus que sur l'autre ; à ne pouvoir demeurer seul ni nuit ni jour. Bien plus, il faut aimer à lui montrer des objets nouveaux et affreux ; le familiariser avec les animaux répugnants, les détonations, etc..., pratiquer, en un mot, pour les sens, la même méthode d'endurcissement que pour la peau. Toutefois, Rousseau reconnaît très bien les prédispositions nerveuses et convulsives de l'enfance, puisqu'il demande qu'on éloigne des enfants les domestiques qui les agacent et les irritent. Il veut enfin qu'on voie dans les enfants *de petits hommes*, auxquels il faut laisser l'usage de leur liberté et de leurs faibles forces, sans rien accorder à leurs désirs irraisonnés, — mais en pratiquant l'étude attentive de leur langage et de leurs signes. Pleurent-ils sans motif plausible, il faut les distraire et les amuser. « Mais il est de la dernière importance que l'enfant n'aperçoive pas l'intention de le distraire, et qu'il s'amuse sans croire qu'on songe à lui. »

Le sevrage ne doit pas être prématuré, et Rousseau donne, à cet égard, les conseils les plus détaillés et les plus précis. Tous les petits moyens qu'il indique sont excellents et ont une importance capitale. C'est même un gros mérite, pour un profane, de ne point avoir passé outre sur ce qui ressemble fort à des bagatelles; de n'avoir pas dit : « *de minimis non curat prætor* », mais bien, « *la medizina é la scienza delle minutie.* »

Pour l'éducation proprement dite, Rousseau, protestant énergiquement contre ces « risibles établissements qu'on appelle *collèges* », pose en principe que la règle la plus utile, en matière pédagogique, « ce n'est pas de gagner du temps, *c'est d'en perdre* ». Il faut à l'enfant peu de connaissances, mais qu'elles soient *siennes*, respecter ses facultés d'acquisition (Aug. Comte dira : *de réceptivité)* ; ainsi, il ne saura rien à demi. C'est l'apparente facilité d'apprendre qui est cause de la perte des enfants.

Rousseau fait la critique de tous vêtements serrés; il demande peu d'habillement, peu ou point de coiffure. A l'exemple de Locke, il veut qu'on endurcisse l'enfant au froid et au soleil. Il est bien certain que la pratique de *l'insolation* a rendu de grands services, notamment pour le traitement du lymphatisme, ce tempérament monopolisé par la première enfance. Pline disait : *sol remediorum maximum*. C'est le soleil qui confère, en effet, aux jeunes organismes comme une imbibition plus profonde de la vie : la fleur humaine est celle qui a le plus besoin de soleil; où ses rayons n'entrent point, entre la maladie.

L'enfance a besoin de beaucoup dormir. On lèvera le bébé et on le couchera de bonne heure. On l'habituera à dormir sur un lit dur, et non sur un amas de duvet : « Un lit mollet, où l'on s'ensevelit dans la plume ou dans l'édredon, fond et dissout le corps, pour ainsi dire. » Si l'enfant ne dort pas, Jean-Jacques recommande les pratiques suggestives, dont il a apprécié le puissant secours, puisqu'il s'empresse d'ajouter : « Si vous voulez employer le soir ce *narcotique*, gardez-vous de l'employer le jour. »

Pour les exercices du premier âge, il faudra toujours donner la préférence aux plus utiles. On préférera, par exemple, la natation à l'équitation : « On a craint qu'un enfant ne se noie en apprenant à nager. Qu'il se noie en apprenant, ou pour n'avoir pas appris, ce sera toujours votre faute.. » On doit exercer tous les sens, mais être assez judicieux pour éviter les efforts insuffisants ou superflus. Jean-Jacques recommande avec prédilection les jeux de nuit, parce que la nuit effraie naturellement les hommes, et que *ab assuetis non fit passio*. Si vous guérissez l'enfant de l'horreur des ténèbres, en affermissant ses pieds et ses mains dans l'obscurité, vous l'habituez, ainsi, à ne s'effrayer plus de rien. Car « les jugements du tact sont bien plus sûrs que ceux de l'œil, précisément parce qu'ils sont les plus bornés, et qu'ils rectifient l'étourderie des autres sens. »

L'exercice, dans toutes ses formes, la course, le chant, les travaux rustiques en plein air, la menuiserie, etc. (sous le rapport de la nécessité d'un métier manuel, Rousseau, comme on le sait, a précédé les Fouriéristes et les Saint-Simoniens), — voilà l'hygiène somatique indispensable à l'enfance. Évitons, toutefois, les acrobaties pour Émile : « J'en ferais l'émule d'un chevreuil plutôt qu'un danseur de l'Opéra... » Quant au jeu, il brille au premier rang du décalogue de l'enfance.

Rousseau a donc posé, dans l'*Emile*, toutes les bases de l'éducation hygiénique. *Inventis facile aliquid addere* : le XIXe siècle a pu perfectionner cette tâche. Mais il est évident qu'une incomparable puissance de vulgarisation avait été mise au service de l'hygiène par un écrivain éminemment français, dont le livre énergique et foncièrement populaire a richement ensemencé l'avenir. Supposez, un instant, que Rousseau se soit fait l'apôtre de doctrines tout opposées ; et voyez quel redoutable adversaire nous avions à combattre ! Les générations, cotonneusement élevées, n'auraient pu supporter les modifications variées, progressivement introduites (par un traditionnalisme littéraire du meilleur aloi) dans la santé publique qui n'est, en somme, que le résumé d'une multitude de santés particulières. La moyenne de la vie humaine en aurait été sûrement diminuée.

On n'a jamais fini de réparer une maison mal bâtie. Une bonne éducation active, au contraire, pour l'avenir les sources du gouvernement do soi-même.

∴

Mais quittons l'histoire et la philosophie pour revenir à la médecine pratique.

L'enfance, qui est, en quelque sorte, l'image même de la vie, est, pourtant, l'âge qui paie à la mort le plus dur tribut. La France voit, ainsi, succomber annuellement plus d'un million d'individus d'un jour à quatorze ans. Rien n'égale la fragilité de l'enfance : tout lui est aquilon.

Cependant, en considérant, de plus près, les statistiques, on ne tarde pas à s'apercevoir que les deux tiers au moins des enfants disparaissent de ce monde, victimes d'infractions aux lois fondamentales de l'hygiène : c'est peut-être en matière de puériculture que les préjugés, l'empirisme et la routine témoignent encore de leur plus grande puissance. Verrons-nous bientôt le crépuscule de toutes ces superstitions? Il est certain qu'en répandant partout l'instruction, en luttant contre l'ignorance, le vice et la misère des parents, nous préserverons puissamment l'enfance contre les causes morbides qui s'acharnent à sa perte ; c'est seulement ainsi que nous pouvons nous flatter de conserver ces valeurs sociales, d'autant plus importantes que l'abaissement du chiffre des naissances conduit déjà notre race française à la dépopulation progressive.

Le premier âge est surtout frappé par le tube digestif : toute la philosophie de l'enfant est dans son ventre. L'allaitement maternel, divin complément de l'œuvre de création, est le meilleur préservatif de cette pathologie spéciale. L'industrie nourricière et l'allaitement artificiel sont responsables, pour la plus large part, de l'énorme léthalité du premier âge, qui dépasse, chez nous, le contingent annuel de l'armée.

L'alimentation prématurée (cette absurde pratique, à laquelle certains parents attachent une sorte de gloriole) est la grande source des indigestions, des entérites et des infections. Du lait pur jusqu'à six mois, sans aucun tube, ni appareil en caoutchouc ; des tétées de 2 heures en 2 heures, avec 5 à 6 heures de repos nocturne :

des bains et des lotions journalières, des vêtements bien chauds : telle est, en résumé, l'hygiène de la première enfance, telle est la protection capable de sauver une graine sans défense. Ce n'est pas impossible à réaliser.

Lorsque l'enfant est nourri au sein, c'est surtout à la nourrice que s'adressent les précautions. On lui évitera les excès de viande, les condiments, l'ail, l'oignon, les asperges, la rhubarbe, la digitale, l'opium, l'arsenic, la pilocarpine, etc., dont les principes passent facilement dans le lait ; l'antipyrine et les purgations violentes, qui suppriment la sécrétion mammaire ; les boissons alcooliques ou à essences et même les vins fortifiants, qui causent fréquemment aux nourrissons l'agitation et l'insomnie.

La ration habituelle du nourrisson doit être d'environ *125 gr. de lait de femme par kilogramme d'enfant.*

Avec le *lait de vache,* qui donne un peu plus de calories que le lait de femme, il faut une quantité un peu moindre = *108 grammes* par kilogramme d'enfant.

Rappelons les doses de lait que l'expérience a fait adopter par les auteurs :

AGE	NOMBRE des tétées par 24 h.	INTERVALLES des repas.	QUANTITÉ de lait par repas sucré à 20 p. 100.	QUANTITÉ de lait par 24 heures.
			grammes.	grammes.
1re semaine. .	6	t. l. 4 h.	15 à 20	90 à 120
2e semaine. .	7	t. l. 3 h.	20 à 40	140 à 280
Jusqu'à la fin du 1er mois.	7	»	40 à 75	280 à 525
2e mois . . .	7	»	75 à 100	525 à 700
3e mois . . .	7	»	100 à 120	700 à 840
4e mois . . .	7	»	120 à 125	840 à 875
5e mois . . .	7	»	125 à 135	875 à 945
6e mois . . .	7	»	150	1.050
7e mois . . .	6	»	175	1.050
8e, 9e, 10e mois.	6	»	175 à 185	1.050 à 1.110

Ces chiffres sont évidemment des moyennes, à modifier suivant la santé et le développement de l'enfant.

L'enfant à *chaque tétée* doit prendre en moyenne :

1re semaine. . .	10 à 40	grammes (progressivement).
1er mois	60 à 70	—
2e mois	90	—
3e mois	100	—
3e au 6e mois. .	125	—
6e au 12e mois. .	160 à 200	—

D'une façon générale, l'enfant doit recevoir en 24 heures une *quantité totale de lait en rapport avec son poids.*

Évitons la suralimentation qui, lorsqu'elle ne tue pas l'enfant par entérite, l'achemine fatalement vers la diathèse arthritique avec toutes ses misères.

Bientôt, le sevrage demande une surveillance attentive de tous les instants, notamment pour l'eau de boisson, fréquemment contaminée. Un facteur avec lequel nous avons toujours aussi à compter, chez l'enfant, c'est la *croissance*, qui crée et complique tant de troubles pathologiques. C'est surtout à la suite des fièvres graves que l'on voit le mouvement nutritif des os s'exciter et parfois apparaitre même un peu de fièvre.

Un enfant qui vient au monde double sa taille en six ans ; la petite fille plus vite que le petit garçon. Surveillons et apprécions cette évolution, élevons les petits à la balance et au mètre, qui parlent sans réticences et contrôlent éloquemment la nutrition, en nous indiquant les mesures à prendre. C'est pendant le jeune âge, surtout, qu'il faut combattre l'anémie, le rachitisme, la scrofule, l'arthritisme et instituer, à la campagne et à la mer, des cures d'air systématiques : car l'enfant est un terrain vierge, aussi propice aux bonnes influences qu'aux mauvaises.

Il faut souvent un flair clinique pénétrant et perspicace pour dépister une maladie infantile et y coller une étiquette à peu près exacte : mais, en cas de doute, on ne se repentira jamais d'avoir prêché l'*isolement*, qui préserve la famille et les autres enfants d'une propagation microbienne toujours possible et souvent évitable.

L'enfant malade se reconnaît, d'abord, à l'expression du visage. Dans les états morbides respiratoires, la face est pâle, les pommettes rouges, les ailes du nez se dilatent. Dans les affections intestinales, le nez s'effile, les yeux s'excavent. Dans la méningite, le regard devient stupide ; il y a du strabisme, des grimaces : remarquons aussi qu'un teint blanc bleuâtre, avec rides autour des yeux et du front, peau fine, physionomie généralement régulière et belle, annoncent souvent la prédisposition aux affections cérébrales. Ajoutons à ce signe la calvitie précoce (souvent les cheveux manquent en arrière de la tête, chez les jeunes enfants, à cause des frottements réitérés sur l'occiput : je ne veux pas parler de cet état, essentiellement transitoire). La peau dans sa totalité (éruptions), la langue, la gorge, les selles, les urines, nous renseignent sur les états morbides. Un cri passionné du bébé indique la faim, tandis que le cri court et aigu annonce un état cérébral; le gémissement, un état abdominal, le chuchotement plaintif, un état d'épuisement.

Dans la première enfance (qui a la durée de la première dentition, soit deux ans environ), les affections du tube digestif, sont, de beaucoup, les plus fréquentes et dérivent habituellement de causes alimentaires. Indispensable au service de la croissance, l'activité gastro-intestinale est trois fois plus grande chez l'enfant que chez l'adulte : c'est ce qui nous explique cette parole d'un ancien, que le ventre est le cheval de Troie où toutes les maladies infantiles se trouvent embusquées.

Le surmenage du tube digestif, l'empoisonnement par le lait altéré ou d'autres aliments fermentescibles, deviennent non seulement la cause d'états aigus ou inflammatoires, mais aussi l'origine des perturbations chroniques de la nutrition, perturbations dont le rachitisme est le type le plus commun.

La mortalité annuelle qui pèse sur l'enfance dépasse, chez nous, le contingent annuel de l'armée : en France, un nouveau-né a moins de chances de vivre une semaine qu'un homme de quatre-vingt-dix ans ! A quoi tient cette mortalité redoutable ? Elle tient à l'ignorance de l'hygiène, à la persistance des préjugés et des erreurs enracinés dans les familles, et (disons-le aussi) à la misère, ce thermomètre social, sur lequel, comme le dit F. Marbeau, gouvernants et gouvernés devraient toujours avoir les yeux fixés... L'hygiène, science d'avant-poste, est, depuis longtemps, entrée en guerre contre les préjugés, tombeaux de tout progrès. S'il est des moyens d'améliorer la race humaine, c'est surtout la lutte contre la misère sociale qui nous les fournira. C'est ainsi que l'hygiène deviendra la véritable sage-femme de l'humanité... Mais qu'est-ce que quelques milliers d'enfants annuellement arrachés à la variole et à la diphtérie, pendant que des millions succombent au manque de petits soins journaliers ?

C'est surtout lorsqu'il s'agit de l'enfant, « *ce père de l'homme*, » qu'on apprécie l'influence de petits moyens rationnels, des préceptes minutieux de notre science. Ce n'est qu'en imbibant profondément le cerveau des mères de tout ce qui a trait à l'hygiène infantile, que nous pouvons espérer voir, un jour, s'évanouir les erreurs populaires sur l'éducation physique, dangereux préjugés semés, de longue date, par l'ignorance et la superstition, véritables agents provocateurs des maladies de tous ordres. Rappelez-vous toujours le mot du médecin anglais Richardson : « Une once de précautions préventives vaut mieux que dix livres de traitement. »

⁂

Prenons ici l'occasion de quelques exemples : L'engorgement mammaire avec sécrétion laiteuse existe chez presque tous les nouveau-nés. Il faut se garder d'évacuer la glande en la pressant ; mieux vaut la protéger et la comprimer légèrement à l'aide d'un emplâtre rouge découpé en croix de Malte, qui dissipe toute inflammation.

L'enfant nouveau-né présente toujours des régurgitations lactées : il se débarrasse, sans effort de vomissement, du trop-plein de nourriture, que son estomac est incapable de contenir. Pour faire cesser cette commune intolérance, pour voir disparaître cette sorte d'indigestion, il suffit de diminuer les prises de lait à chaque tétée. Faute, d'ailleurs, de régler les quantités de cet aliment, on procure aux bébés l'embarras gastrique, la fièvre, l'entérite, avec toutes ses terribles conséquences.

Quant à la jaunisse des nouveau-nés, disons, en passant, qu'elle n'a, ordinairement, que peu de gravité : une cuillerée à café d'huile de ricin, tous les deux matins, un lavement quotidien au biborate de soude en ont promptement raison, en général.

La *première dentition*, dont on s'exagère considérablement l'action nocive, détermine, assez souvent, de la douleur et du gonflement des gencives, une toux gutturale, un énervement visible, parfois aussi de la diarrhée, qui cause elle-même des éruptions fessières aisément curables par les onctions de glycérolé d'amidon et les poudrages de cutiline Patard.

La longueur de cette période (qui dure plus de trente mois) nous explique pourquoi la dentition complique souvent les maladies infantiles. Il faut surtout se méfier de la dentition prématurée, qui signale le nervosisme, plus encore que le rachitisme n'est annoncé par une dentition retardataire. La beauté régulière des dents de lait est généralement signe de bonne santé présente et à venir. Toute poussée dentaire sérieuse pâlit, maigrit et amollit les plus beaux bébés : mais l'enfant pourvu d'une bonne nourrice traverse en souriant ces périodes, critiques surtout en été. Des frictions calmantes (et parfois de petites incisions) remédient au prurit, à la tension et à la résistance des gencives.

Rien n'est plus difficile que l'examen d'un enfant malade, si ce n'est peut être l'art de lui faire avaler des médicaments. La douceur et la persuasion puisent leurs forces dans les entrailles maternelles : tout n'est pas dans la médication, mais bien dans la manière de médicamenter...

L'allaitement par la mère met l'enfant à l'abri, non seulement des maladies régnantes, mais même des imminences morbides. Rien ne supplée à cette sollicitude alimentaire, précieux réservoir de santé pour le petit être. L'allaitement mercenaire et l'allaitement artificiel surtout exposent à mille dangers.

On doit opérer le sevrage du quinzième au dix-huitième mois, dans une période de repos, entre la sortie de deux groupes dentaires. Il faut diminuer alors l'allaitement, au fur et à mesure que l'on augmente l'alimentation : cette méthode lente et progressive est la plus favorable à la santé de l'enfant.

Dès sa naissance, le nouveau-né sera placé dans un air pur, fréquemment renouvelé, salubre et non empoisonné par les produits excrémentitiels de tout genre qui vicient si communément l'atmosphère des villes. Nul n'a plus besoin que l'enfant, de ce *pabulum* oxygéné tonique ; et c'est un véritable crime que de lui imposer le séjour léthifère dans un air confiné. Cette jeune plante a besoin également de la lumière solaire, qui vivifie le sang, carmine le teint et donne la chasse au lymphatisme, à la scrofule, déplorables fléaux de la prime enfance des cités : *la bouture humaine a surtout besoin de soleil* (Gœthe).

Le jeune enfant aime grandement la chaleur : car il se refroidit avec la plus grande facilité et contracte ainsi des bronchites et des diarrhées, toujours graves lorsqu'elles tombent sur un organisme sans défense.

Un vêtement et un berceau bien appropriés, dans un milieu d'habitation dument chauffé, préserveront l'enfant contre les variations thermiques. On sait que, maintenant, les médecins obtiennent de fort bons résultats, dans la débilité congénitale, par le moyen des *couveuses* qui empêchent toute déperdition calorifique. Cette méthode d'incubation, d'élevage dans du coton, s'impose surtout chez les enfants nés avant terme.

Le jeune nourrisson devra tous les jours prendre un bain tiède, pour nettoyer la peau de ses impuretés et empêcher les éruptions si fréquentes de cet organe si délicat. Le bon fonctionnement respiratoire du tégument externe est, d'ailleurs, indispensable au maintien et à l'exaltation de la santé. Il faut enfin que l'enfant ait la liberté de ses mouvements, et qu'il ne soit pas incarcéré, comme le faisaient les anti-hygiénistes de l'ancien régime, dans un maillot atrophiant.

Jusqu'au jour du sevrage, l'enfant doit être nourri uniquement de lait : *solo lacte alendus*, disait Galien. Le sevrage commence par quelques mouillettes d'œufs à la coque, des bouillies de phosphatine Falières, et des viandes blanches très tendres, en petite quantité, coupées en menus morceaux, afin de ne pas indigérer un estomac naturellement peu disposé au régime carné en lui donnant de trop grosses fibres à attaquer. Et surtout gardez-vous des pâtisseries indigestes et des confiseries, qui ont causé plus de diarrhées et de maux d'estomac, qu'ils n'ont calmé de précoces gourmandises ! Un peu d'eau rougie comme boisson suffira, légèrement sucrée, à tous les besoins de stimulation de l'enfance. L'enfant devra enfin partager, par moitié, son temps entre la veille et le sommeil : deux ou trois heures de sommeil de jour, et le reste nocturne, telle devra être la règle à suivre le plus ordinairement ; à partir du sevrage, on habituera l'enfant à ne plus dormir le jour.

Quotidiennement (sauf durant les premiers jours qui suivent la naissance, ou par les temps exceptionnellement froids) on devra promener l'enfant, au grand air, en le tenant le plus possible sur les bras et en usant le moins possible de la petite voiture. L'enfant doit croître, en poids, d'abord très rapidement, puis moins vite, mais de telle sorte que, s'il pesait 3^{kg}, 250 en naissant, il pèse environ 9 kilogrammes à l'âge de douze mois. Les pesées doivent être faites une fois par semaine : c'est la seule manière de savoir si un enfant profite bien.

Un enfant bien portant ne doit pas crier. Nous ne parlons pas, bien entendu, des petits cris de joie et de bien-être, faciles à distinguer, même pour une personne étrangère, — à plus forte raison pour une mère. Les cris de l'enfant sont dus à la faim, aux coliques venteuses, au froid, à la constriction des vêtements, à l'irritation causée, sur sa peau délicate, par les urines ou les matières fécales. L'enfant crie aussi, lorsqu'on veut commencer à le sevrer pendant la nuit; méthode excellente, toutefois, et même indispensable dans la plupart des cas. C'est alors qu'il faut le laisser crier :

Adeò in teneris assuescere multùm est !

Un très grand nombre d'affections infantiles est dû, comme je l'ai déjà dit, à une alimentation prématurée et intempestive. C'est aussi aux soins défectueux de la première enfance, bien plus qu'à des microbes plus ou moins douteux, que sont dus la scrofule, la phtisie, le rachitisme, l'herpétisme et tous les vices diathésiques qui affligent le jeune enfant à un âge plus avancé. Au contraire, on peut corriger, par une hygiène priminfantile bien entendue, les germes héréditaires les plus graves. Voilà ce que chacun doit se dire et se répéter : là gît le véritable problème améliorateur des destinées de notre espèce. Car (ainsi que l'a dit un de nos meilleurs médecins-philosophes) : « C'est au berceau qu'il faut prendre l'homme. »

***

Ce sont, habituellement, les pays les plus féconds qui présentent la plus forte mortalité infantile : la France est une des rares exceptions à cette loi. Elle doit donc jalousement veiller sur sa graine ! Conquérir des citoyens, tel est le but avidement poursuivi par tous les bons esprits qui s'occupent de la protection de l'enfance.

La loi Roussel, loi d'amour, d'hygiène et d'assistance, restera l'un des plus incontestables titres de gloire de notre troisième République. En plaçant sous la surveillance de l'autorité tous les enfants mis en nourrice en dehors du domicile de leurs parents, cette loi tarissait l'une des sources les plus importantes de la mortalité des nourrissons. Malheureusement, faute d'argent, plus encore que de bonne volonté, de la part des départements, la loi Roussel est demeurée, à peu près, lettre morte. Peut-on marchander plus longtemps leurs modestes honoraires à des hommes chargés d'accomplir une besogne humanitaire et patriotique délicate et difficile : suppléer à la vigilance maternelle, à cette sollicitude qui ne se supplée point? Pour être sublime, la mère n'a qu'à céder aux instincts de l'animalité, tandis que, pour la remplacer dans ces fonctions, ce n'est point trop de l'intelligence la plus éveillée, unie au désintéressement.

Il est donc absolument nécessaire de reviser la loi Roussel, de lui conférer un caractère obligatoire, et d'étendre aussi à l'enfant de la nourrice, la protection organisée. Gardons-nous, en effet, en encourageant l'allaitement au sein, d'encourager, en même temps, le sevrage prématuré de l'enfant de la nourrice : « Si c'est aux dépens de la vie de ce dernier, que l'on réussit à sauver celle de l'enfant protégé, je vois bien, dit Monod, ce que la morale y perd, mais je ne vois pas ce qu'y gagne la société ! » C'est peut-être, ici, le cas d'éclairer la morale des hommes à la lumière de celle des loups...

Il serait bon également de jeter, de temps à autre, un regard sur les mort-nés. La morti-natalité est plus fréquente chez les garçons, — comme l'est, d'ailleurs, la mort pendant la première année d'âge. Sa fréquence est surtout extrême chez les enfants illégitimes, à cause de l'irresponsabilité paternelle. Il faut en conclure à la nécessité d'établir, comme aux Etats-Unis, la recherche de la paternité.

On devrait aussi relever l'institution des tours, dont la suppression semble avoir singulièrement accru l'infanticide. Victor Hugo l'a dit : « Montrez-moi la femme et l'enfant : c'est à la quantité de protection entourant ces deux êtres faibles, que se mesure le degré de civilisation. »

Pour être juste, disons, ici, qu'il est bien plus de prétendus mort-nés que de mort-nés véritables. Si l'on aidait, efficacement, les pauvres à soigner, dès la naissance, la vie de leurs enfants, nous en perdrions beaucoup moins et le berceau ne serait plus ce qu'on a défini, trop justement, pour un nombre énorme de nouveau-nés : un petit moment de lumière entre la nuit et la mort !

Decaisne a attiré, il y a déjà longtemps, l'attention sur une industrie encore trop répandue dans les grandes villes : l'exploitation de la charité à l'aide des enfants en bas âge. Depuis quelques années, la mendicité parisienne, au moyen de petits enfants, s'est singulièrement développée, surtout le soir et dans les quartiers riches de la capitale. Certaines femmes louent, à cet effet, des bébés, à raison de 1 franc ou 1 fr. 50 par jour, dans certaines garderies excentriques, et chaque enfant leur rapporte environ 4 francs!

Decaisne s'est livré à une enquête sommaire sur cette nouvelle et lamentable *traite des blancs*; il a mis en lumière, par des chiffres, les dangers que cette odieuse pratique entraîne, pour de pauvres petits déshérités, et sans défense. Sur 27 enfants (âgés de 6 à 13 mois) servant à la mendicité, par la pluie, le froid et la neige, 11 avaient de la bronchite, 1 la coqueluche, 3 des pneumonies, 2 la rougeole et 1 la diarrhée grave...

Il suffit, n'est-ce pas? de signaler ces faits pour condamner, une fois de plus, notre état social et l'inertie administrative qui tolère de semblables crimes. Pourra-t-on, longtemps encore, dire que ce qui distingue l'homme de la bête, c'est la société protectrice des animaux?...

Pendant leur première année, les enfants semblent ne point savoir s'ils veulent se décider à vivre : c'est seulement l'amour maternel et les soins protecteurs les plus intelligents qui font qu'ils y consentent. Toutefois, plus du tiers des nouveau-nés succombe au cours des douze premiers mois.

C'est surtout le régime alimentaire qui, violé, devient terriblement vindicatif. Car les *processus* de réparation dominent superbement toute la pathologie infantile. Cherchez les origines morbides chez les enfants : vous trouverez toujours l'indigestion gastro-intestinale, la surcharge alimentaire, un régime quotidien disproportionné avec la faiblesse du frêle organisme auquel il s'adresse, etc.

Après l'abdomen, ce sont les fièvres éruptives et les affections des voies respiratoires, qui apparaissent les plus meurtrières pour les enfants : à l'inverse des affections abdominales (diarrhée, athrepsie) qui sont surtout maladies de l'été, les pneumonies, rougeoles, etc., sévissent de préférence pendant les saisons froides et humides. La pneumonie est une grave complication de la médecine infantile, l'enfant ayant, selon le mot de Laënnec, davantage besoin de respirer que l'adulte. Après le ventre et le thorax, c'est la gorge et l'oreille qui réservent aux médecins de l'enfance les plus douloureuses surprises. Les affections du système nerveux sont, également, prédominantes dans le jeune âge : Bichat remarque avec raison que, pour bien voir les nerfs, un anatomiste choisira toujours un cadavre d'enfant.

Brochant sur le tout, le lymphatisme, habituel tempérament de l'enfance, est le fauteur d'un grand nombre d'imminences morbides et de maux chroniques, qui assaillent ces chairs bouffies et molles, ces cellules infiltrées de sucs blancs, qui semblent incapables de s'ériger en tissus dignes de ce nom... D'ailleurs, dans la plupart des maladies de l'enfance, l'abattement et la torpeur sont des manifestations symptomatiques bien plus dangereuses que les accidents bruyants et tapageurs, dont l'apparence semble plus grave. Chez les jeunes sujets, le mal mord, comme on dit, sans aboyer !

L'hygiène, science d'avant-garde, entre aujourd'hui résolument en guerre contre les préjugés, ces moisissures de l'esprit, ennemis jurés de tout progrès social.

Or, les principaux *desiderata* de l'hygiène, en

ce qui concerne la première enfance, se résument dans ce programme : prêcher l'allaitement maternel, combattre le biberon puéricide, assurer partout les soins médicaux et la vérification obligatoire de tout décès infantile, appliquer rigoureusement les pénalités édictées par la loi Roussel, rendue obligatoire ; permettre, par des secours aux accouchées nécessiteuses, les soins réguliers, si capitaux, que réclame impérieusement le nouveau-né ; surveiller à fond l'industrie nourricière, rétablir les tours, encourager les crèches et les associations protectrices de l'enfance, etc.

*
* *

Quand l'enfant marche et grandit, il devient turbulent et gagne souvent plaies et bosses, dans ses explorations peu réfléchies. Contre les plaies, il faut recourir aux pansements antiseptiques avec l'ouate hydrophile boriquée ou phéniquée ; contre les bosses sanguines, aux compresses d'alcool et d'eau blanche et à l'écrasement. L'essentiel est de bien nettoyer toutes solutions de continuité de la peau (écorchures, piqûres, coupures, plaies contuses), en lavant toujours à l'eau bouillie et en faisant saigner. Toute coupure devra être l'objet d'un lavage antiseptique à grande eau, puis réunie à la baudruche gommée. S'il existe une plaie au cuir chevelu, on aura soin de dégager les cheveux, dans un périmètre de deux centimètres autour de la plaie, en les sacrifiant au ciseau. Contre les brûlures, rien ne vaut le liniment oléo-calcaire laudanisé, recouvert d'une bonne couche d'ouate hydrophile et d'une bande. Les foulures, luxations, fractures sont le monopole exclusif du médecin : il en est de même des corps étrangers (yeux, nez, oreilles, etc.), qui ne sont guère dangereux que par les tentatives maladroites d'extraction dirigées contre eux par des incompétents.

Une vive douleur, une émotion morale, le manque d'air, le besoin de nourriture, prédisposent à la syncope l'enfant un peu anémique. On traite ce symptôme, plus effrayant que grave, en étendant l'enfant la tête basse, puis en desserrant les liens qui entravent sa circulation, en flagellant son visage, en lui donnant un peu d'ammoniaque (sur un mouchoir) à respirer et quelques gouttes d'eau-de-vie à avaler.

Attention aux bonbons et aux jouets colorés.

Supprimons surtout ces jouets sensuels et musicaux que chacun porte à la bouche. Éloignons des enfants les allumettes; évitons-leur les émanations des calorifères et des poêles à combustion lente. Tâchons aussi de prévenir dans la mesure du possible les empoisonnements survenus à la campagne par la cuillette des baies de belladone et de datura, des fleurs de cytise, colchique, glycine, aconit, digitale, genêts, des champignons ou la mastication des amandes contenues dans les noyaux de cerises ou d'abricots (riches en acide prussique). Faisons connaître aux petits que toutes ces plantes familières sont dangereuses et font mourir. Soyons sobres aussi, chez tous les enfants du premier âge, de médicaments actifs et méfions-nous surtout des préparations d'opium et d'aconit, particulièrement hostiles aux bébés.

Le froid tue, par la broncho-pneumonie, un grand nombre de jeunes enfants. « L'hiver les passe au crible », disait Fonssagrives, appréciant dans cette sélection naturelle, une opération providentiellement favorable à la vigueur de la race. Les parents, qui ne raisonnent pas aussi philosophiquement, doivent savoir surtout que les enfants nés avant terme, les jumeaux, les convalescents, résistent fort mal aux rigueurs de l'hiver et les protéger en conséquence.

La seconde enfance est l'âge de la réceptivité pour les maladies infecto-contagieuses : rougeole, variole, coqueluche, scarlatine, diphtérie, oreillons, etc. Tous les germes morbides s'ensemencent et évoluent sur un terrain vierge ; la plupart de ces maladies conférant, d'ailleurs, après elles, l'immunité future, par une sorte d'auto-vaccination fort utile. Que n'en est-il de même, hélas ! pour la tuberculose ? C'est à cause de la prédilection étrange du bacille pour le cerveau de l'enfance que l'on voit la méningite occire, annuellement 1 500 petits Parisiens, perte d'autant plus déplorable que ce sont surtout les enfants à intelligence vive et précoce qui se trouvent désignés, de préférence, pour la terrible fluxion méningée.

Les maladies infantiles sont toujours caractérisées par une extrême mobilité dans leurs symptômes : réactions fébriles très marquées, flexibilité remarquable des éléments anatomiques, rapidité incroyable des lésions, comme aussi des procès réparateurs. Les états aigus de l'enfance ont un cours souvent deux fois plus rapide que chez l'adulte et trois fois plus que chez le vieillard.

En présence de la marche bizarre des symptômes qui déroute souvent les plus expérimentés, les parents doivent mépriser les conseils des bavards et éviter les embûches de l'empirisme. Il faut, sans tergiverser, consulter le médecin, qui, seul, peut contrôler la situation et apporter le remède rationnel, avant les progrès du mal et l'assombrissement, souvent rapide, du pronostic. Un enfant bien portant est aisé à reconnaître par son teint, par la fermeté de ses chairs, l'expression saine de ses yeux et de sa bouche, l'humidité et la mobilité de sa langue, sa respiration facile par le nez, l'absence de toute rougeur de la peau et de tout gonflement du ventre, la rectitude des os, la liberté parfaite des positions et attitudes, les mouvements bien dégagés, l'appétit normal. L'enfant sain doit avaler sans grimaces, sans toux, sans arrêt pour respirer. Il doit dormir la bouche fermée, sans transpiration notable : ses selles sont molles, jaunes, homogènes ; ses urines claires et paille. Enfin sa croissance et son poids doivent être régulièrement progressifs, sa dentition bonne et en rapport avec son âge.

Il est nécessaire de savoir que, chez les enfants même très petits, la *simulation* n'est point rare.

Elle est, parfois, assez habile non seulement pour susciter l'inquiétude des parents toujours prompte à s'éveiller, mais même pour dépister la sagacité de médecins instruits. Ne craignons pas de réprimer sévèrement ces précoces tendances au mensonge, qui dégénéreraient bientôt en un redoutable vice, si la simulation demeurait impunie.

Le Dr Diète, disent les Anglais, est le plus grand médecin des enfants. Il est certain, en effet, que le ménagement de l'estomac, joint à l'évacuation de l'intestin par des lavements réguliers, guérit et prévient de nombreuses maladies infantiles. Jusque vers la quinzième année, il faut régulariser, le plus possible, les repas des enfants : *éviter* les potages trop gras ou trop condimentés, les sauces épicées, les fritures, les viandes dures et mal cuites, salées ou fumées, le gibier à poil, le canard, l'oie, les saucisses, le foie, les rognons, le cœur, les tripes, les gros poissons de mer, les crustacés, les mollusques, l'anguille, les conserves en général : l'abus des crudités, l'usage des concombres, du radis, du céleri cru, de l'oignon cru, ainsi que de l'ail, de la ciboule, de l'échalote, etc. ; l'excès de pâtisseries, de sucreries, de chocolat, de confitures ; les fruits huileux et secs, le pain trop frais, le vin pur, le café, le thé, les liqueurs. Toutes ces substances sont mal digérées par le tube digestif de l'enfance, qui s'en irrite et se venge toujours par un état aigu, subaigu ou chronique, dont la nutrition n'est pas longue à se ressentir elle-même par contre-coup. Le plus sûr moyen d'éviter ces causes de maladies, c'est de ne point faire figurer l'enfant à la table des grandes personnes, dès que l'alimentation sort de la simplicité rustique indispensable.

Il existe diverses affections chirurgicales spéciales à l'adolescence. Ce sont : les exostoses épiphysaires, sortes d'exubérances osseuses dues à un trouble de la croissance ; les polypes naso-pharyngiens ; la tarsalgie, le pied-plat douloureux, le *genu valgum*, la scoliose ou courbure de la colonne vertébrale : l'ongle incarné, particulier aux garçons. Toutes ces affections réclament des traitements précoces et une intervention raisonnée. Il est toujours nuisible de tergiverser quand une opération est véritablement indiquée : l'expectation alors, est une cause de gravité certaine. Nous aurons, d'ailleurs, l'occasion d'insister sur ces divers points, au cours de ce petit ouvrage.

CHAPITRE II

L'APPAUVRISSEMENT DU SANG OU ANÉMIE

Les états anémiques sont très fréquents dans le jeune âge. Une mauvaise hygiène de l'alimentation, un sevrage brutal ou prématuré, la précoce intervention de repas trop forts ou mal assimilés, sont les causes ordinaires de l'anémie des jeunes enfants. Alors, le visage devient jaune pâle, la peau se sèche et se flétrit, les muqueuses se décolorent, les traits se tirent, les yeux s'enfoncent dans les orbites, la physionomie exprime la débilité et la souffrance, le corps s'amollit et s'amaigrit.

L'auscultation du cœur, chez les enfants anémiques, fait percevoir des bruits de souffle, tandis que l'examen microscopique du sang montre une notable diminution des globules rouges.

L'anémie apparait, parfois, chez les nourrissons maintenus trop longtemps au régime lacté. Le lait (principalement le lait stérilisé) étant très pauvre en fer, il y a inconvénient à laisser certains bébés à ce régime absolu, après douze ou quinze mois : il est utile de lui adjoindre quelques bouillies de céréales et un ou deux jaunes d'œufs. Les praticiens ne songent pas assez, d'ailleurs, au diagnostic de l'anémie, chez les enfants : et cependant, la faiblesse générale, les arrêts de développement, les états congestifs du foie et de la rate tiennent souvent à l'appauvrissement du sang.

La *chlorose* est une variété, très insidieuse, d'anémie, apparaissant, le plus souvent au moment de la formation, chez les jeunes filles. Pâleur verdâtre de cire vieille, boursouflure des tissus, perversions digestives, troubles nerveux variés, maux de tête persistants, langueur musculaire, palpitations, gonflements, tristesse : tels sont les principaux symptômes de la chlorose, qui affecte une certaine prédilection pour les descendants de tuberculeux ou d'arthritiques. Viennent le surmenage, un ictus émotionnel, une affection aiguë quelconque, une simple hémorragie, un exercice insuffisant dans un milieu sédentaire et confiné : l'épuisement du sang ne tarde pas à se prononcer chez le sujet prédisposé. L'organisme fatigué, renâcle à faire alors les frais de la fonction nouvelle qui cherche à s'établir chez la jeune fille et la formation se trouve difficile et retardée.

Les principaux remèdes des états anémiques sont la quiétude physique et morale, la vie en plein air, l'exercice, la luminosité intensive : l'action de la lumière est aussi marquée chez les enfants que chez les plantes et semble indispensable à la fixation régulière du fer sur les globules du sang. L'exposition à l'air et au soleil stimule si bien la nutrition de l'enfant, qu'on a même pu préconiser cette méthode contre les maladies infectieuses du premier âge.

Aux enfants anémiques, je fais prendre, avant chaque repas, un cachet composé de bioxyde de manganèse, lactate de fer, soufre lavé, phosphoglycérate calcique et quassine amorphe, substances dont les proportions varient avec l'âge. J'assure la liberté abdominale par des lavements fréquents. J'institue une alimentation composée de bouillies de céréales, œufs, légumes verts en purées, jus de viande, moelle osseuse, un peu de pulpe de mouton cru. Dans les anémies rebelles de la première enfance, je conseille le ferment pur de raisins de Jacquemin. La cure d'air marin est souvent puissante, dans ces cas, pour modifier foncièrement le système nerveux et augmenter les actes vitaux respiratoires et circulatoires : nous y reviendrons au chapitre IV, à propos du lymphatisme.

Contre la chlorose des jeunes filles, proscrivons le corset, gêneur du jeu thoracique et refouleur du foie[1]. Ordonnons la vie champêtre, merveilleux remède à cet état d'instabilité, de fatigue générale et de mélancolie virginales : par elle, nous assurons l'oxygénation du sang, nous équilibrons l'énergie nerveuse perturbée à la puberté. Ici encore, les conditions d'aération diurne et nocturne, de luminosité et d'alimentation, priment les remèdes de la pharmacie. On recommandera la douche tiède quotidienne, les dragées de fer Rabuteau, le bain de Barèges ou le bain salé tous les trois jours, les frictions alcooliques, les électrisations statiques, le massage du ventre. L'alimentation sera composée de bouillies de céréales, panades, purées, œufs, viandes hâchées, bière spéciale Fanta.

[1] Consulter à cet égard mes livres : *L'Hygiène de la beauté*, *La Santé de la Femme*.

Comme médication, j'ordonne, le matin, dans une tisane amère, 5 grammes de phosphate neutre de soude ; avant chaque repas, six à dix gouttes d'un mélange, à parties égales, de liqueur de Fowler et tartrate ferrico-potassique ; après chaque repas, une cuillerée à café, dans un peu de malaga, de la mixture :

Extrait fluide de quinquina.	ãã 80
— — de Kola	
Teinture de cannelle	
— de vanille.	30
M.	

Après quelques semaines, les globules rouges s'enrichissent et se solidifient, devenant plus propres aux échanges d'oxydation et par conséquent à la régénération des tissus vivants.

Les chlorotiques doivent soigneusement éviter le froid, auquel ces êtres, déjà refroidis, sont extrêmement sensibles, ainsi que les grandes altitudes, qui affolent généralement un cœur déjà détraqué.

Certaines de ces intéressantes malades ont le teint coloré. Cette forme *floride* était fort bien connue des anciens. Elle exige l'intervention des désobstructeurs abdominaux : je donne, alors, le mélange de rhubarbe et de malate de fer, ou bien le sirop d'iodure de fer, additionné de mannite. Huit jours avant l'époque présumée des règles, je prescris, deux fois par jour, une pilule avec 0.10 d'extrait de viburnum, 0.05 d'extrait d'hydrastis et 0.05 de bromhydrate de quinine. N'oublions pas que cette *febris amatoria* des anciens, qui domine souvent toute la pathologie féminine, n'est souvent qu'une asthénie génitale. Le traitement de la chlorose doit être, d'ailleurs, poursuivi longtemps après la guérison apparente, afin d'éviter les récidives habituelles et d'obvier aux tares indélébiles que, peu soigné, ce mal peut imprimer à l'existence entière de la femme.

On nomme *hémophilie* la disposition héréditaire et congénitale aux hémorragies. C'est par hémophilie qu'on voit mourir d'un saignement de nez, d'une extraction dentaire, de piqûres de sangsues. C'est un état grave, plus fréquent dans le sexe masculin, apanage de la jeunesse, pour cette raison péremptoire que les hémophiles sérieux dépassent rarement la vingtième année. Il faut conseiller, contre cette fragilité du système vasculaire, un climat méridional : le ciel du midi guérit, parfois, un mal fréquemment septentrional. La disposition hémorragique est combattue, (comme dans le scorbut et dans le purpura) par des aliments de toute première fraicheur, l'intervention du jus d'oranges, de la limonade au citron frais, l'exposition au soleil et à l'air pur, l'usage de l'huile de foie de morue fraiche pendant la saison hivernale. Parmi les médicaments, l'extrait de quinquina à hautes doses, le chlorure de calcium et le sulfate de soude, à doses réfractées, ont paru rendre certains services.

La *leucémie*, sorte de cancer du sang, consiste en une augmentation considérable des globules blancs. C'est une déviation nutritive des plus graves, dont l'origine est probablement infectieuse. Les laxatifs salins, les amers, une nourriture riche et digestive, la vie au grand air, les cures d'eaux minérales iodo-bromurées, sulfureuses, arsénicales, les cachets d'oxalate de fer et de quinine, la liqueur de Fowler à doses progressives, doivent être conseillés aux leucémiques. J'ai, récemment, obtenu une grande amélioration par la formule suivante, chez un enfant de quinze ans :

Sirop iodo-tannique.	500
Teinture d'hydrastis.	25
— ergot	10

M.

(Une cuillerée avant chaque repas). J'ajoute des inhalations d'oxygène, pour activer la circulation et la formation des globules rouges et triompher d'une oppression souvent pénible ; les douches tièdes et frictions générales, qui stimulent la peau ; les massages du ventre, qui redressent la fonction du foie et diminuent la tuméfaction fréquente de la rate.

*
* *

C'est toujours au détroit thérapeutique que les difficultés commencent. Il importe donc de ne pas oublier que les anémiques sont des hypopeptiques, dont le suc gastrique est pauvre et possède un pouvoir digestif insuffisant. Nombre de martiaux usuels ne font donc que surajouter la gastralgie à l'anémie qu'ils se proposent de combattre : « Appliqué à un mauvais estomac, a dit G. Sée, le fer est plus qu'absurde, il est dangereux. » Le vrai médecin n'est esclave d'aucune théorie, mais doit savoir s'incliner devant les faits. Efforçons-nous donc de choisir les meilleures préparations ferrugineuses. Elles varient suivant les tempéraments : lorsqu'on est tombé sur une préparation véritablement assimilable, on voit, sous l'action du traitement, reparaître les caractères spectroscopiques d'un sang rutilant et richement artérialisé (caractères consistant dans la production de deux raies noires entre les lignes D et E de Frauenhofer). On peut aussi, à l'aide de la diaphanométrie de Hénocque, se rendre un compte exact de cet augment de l'oxyhémoglobine, parallèle au redressement progressif de la puissance vaso-motrice.

Le globule rouge est le théâtre incessant d'une circulation constante d'oxygène, qui est peut-être la meilleure définition physiologique de la vie. Il faut lui restituer le *fer normal*, pour qu'il puisse constituer les tissus musculaire, hépatique, splénique et les sécrétions biliaire, lactée, urinaire, etc., où le principe martial est l'élément constitutif. En stimulant, en outre, le bon fonctionnement de l'intestin et de toutes les glandes annexes du tube digestif, l'eugéine Prunier relève l'appétence, régularise la menstruation, stimule la vie cellulaire nervo-motrice et sécrétoire, ainsi que la fonction thermogène. C'est le meilleur appoint d'activité, pour assurer les combustions animales et les échanges métatrophiques, et réglementer la circulation de l'oxygène au sein de nos éléments anatomiques.

CHAPITRE III

LE RACHITISME

Le rachitisme est une maladie constitutionnelle, principalement caractérisée par un trouble dans les phénomènes de l'ossification. La cause intime du rachitisme semble être la diminution des phosphates calcaires des os. C'est ainsi que les zootechniciens reconnaissent que le rachitisme des herbivores sévit surtout dans les régions où le sol est pauvre en sels de chaux. Dans la race humaine, il faut souvent incriminer le sevrage prématuré et la privation du lait féminin, comme causes capitales de la maladie. Les bouillies, les panades, les purées de pommes de terre, principalement, lorsqu'on les fait manger trop tôt aux enfants, les *suralimentent* et créent des petits êtres gras et florides en apparence, mais dont la nutrition est profondément troublée par cette nourriture trop forte et hors de saison, hors de proportion avec les ressources normales de l'assimilation à cet âge de la vie.

A ces vices alimentaires, ajoutez la privation d'exercice physique, l'influence du froid humide, de l'agglomération, la restriction de l'air et de la lumière, et vous aurez la clef des causes du rachitisme, les raisons de ses rapports avec le progrès de la civilisation urbaine, de son paupérisme, de ses vices. Les parents tarés par la misère, l'alcoolisme, les névroses, les tubercules, la syphilis (que Parrot considérait comme conduisant au rachitisme, dans une étape ultime de sa mystérieuse hérédité) donnent souvent naissance à des enfants prédisposés. Viennent les causes alimentaires, les troubles gastro-intestinaux producteurs d'anormales acidités et vous voyez bientôt la matière calcaire ou inorganique, qui doit représenter les deux tiers de l'ossature squelettique normale, n'en représenter qu'un tiers. Le régime absurde d'un sevrage brusque et précoce a fait éclater la maladie. Assurément, le rachitisme *fœtal* ou *congénital* existe, mais il est fort rare : presque toujours, le mal évolue lentement, insidieusement, de douze à trente mois et doit être attribué surtout au régime.

La prédisposition et l'incubation du rachitisme se manifestent par divers symptômes. L'enfant devient mou, pleurard, paresseux ; sa tête volumineuse est dominée par un front *olympien*, par suite de l'exagération des bosses frontales et de l'élargissement des fontanelles du crâne ; l'évolution dentaire subit des retards, des irrégularités et même les dents déjà sorties se carient aisément. Puis, les membres deviennent sensibles au toucher ; l'enfant est agité pendant la nuit ; les os s'épaississent aux extrémités et présentent une mollesse anormale. Le rachitisme est, d'ailleurs, assez exceptionnellement généralisé à tout le système osseux : il se limite souvent aux os de la jambe, de l'avant-bras, du bras et aux extrémités antérieures des côtes. Les urines, troubles et blanchâtres, déposent une vraie bouillie de phosphates calcaires.

Les os longs sont déformés, incurvés, gonflés et comme *noués* à leurs bouts (épiphyses) ; les tibias et fémurs s'en vont, (suivant l'expression vulgaire) *en manches de veste* : pour être plus précis, disons que les membres inférieurs forment, parfois, une parenthèse, parfois un X, si les genoux se touchent. L'occiput se déprime. Le sternum, projeté en avant, donne à l'enfant une poitrine *en carène* ou de poulet. Les os deviennent souples et flexibles comme du *bois vert*, ce qui explique l'extrême facilité des fractures. Cependant, l'enfant devient de plus en plus triste et souffreteux ; ses traits altérés rappellent ceux d'un petit vieillard ; ses cheveux sont rares et soyeux ; il transpire abondamment ; il présente de la dilatation de l'estomac et de l'intestin, des alternatives de diarrhée et de constipation, et son ventre ballonné, clapotant, un vrai ventre *de batracien*, vient contribuer encore à gêner le jeu des poumons et du cœur, comprimés par le diaphragme qu'il refoule. Le petit rachitique pleure, lorsqu'on veut le faire marcher ou se mouvoir ; il s'amaigrit : les saillies noueuses qui apparaissent à l'union des côtes et des cartilages costaux ressortent encore davantage, par contraste, et représentent ce que l'on a justement dénommé le *chapelet rachitique*. Ajoutons que ces déformations thoraciques sont du plus mauvais augure, à cause de leur retentissement fatal sur la circulation et la respiration. La gêne des poumons aplatis vient apporter des entraves permanentes à l'ampliation normale des alvéoles.

La prédisposition des rachitiques à l'emphysème, au déplacement et à l'hypertrophie du cœur est classique et manifeste.

On observe aussi des sueurs, souvent limitées à la tête. Les forces déprimées, le retard de la parole et de l'idéation, l'activité amoindrie, l'atonie musculaire, le mauvais sommeil, entrecoupé de cauchemars, les urines riches en phosphates, complètent le triste tableau du rachitisme. La mort, cependant, est rare, du fait de cette maladie. La période de consolidation des os arrive : elle s'opère par la prolifération d'un tissu osseux très dur, *éburné* et bien fait, hélas! pour éterniser les déformations.

L'enfant rachitique est, d'ailleurs, largement prédisposé aux hernies, aux affections du foie, aux bronchites, à la tuberculose, aux convulsions et spasmes nerveux, aux terreurs nocturnes, à l'anémie grave, aux dermatoses, aux maladies infectieuses de tous ordres. Cela se conçoit, par les poussées successives de décalcification qui viennent ruiner, graduellement, la nutrition, dans une série d'étapes obéissant évidemment à une hiérarchie causale.

C'est cette hiérarchie qu'il faut rompre à tout

prix. Proclamons donc que l'allaitement naturel est le plus sérieux, le *seul* remède du rachitisme. Jamais le meilleur lait de vache n'a valu le lait humain : sa caséine et ses phosphates sont, en effet, bien autrement assimilables. Car l'énergie alimentaire potentielle du lait de vache fut-elle créée jamais par la nature pour le nourrisson du bipède ? Les résidus que le lait de vache abandonne dans l'intestin sont toujours abondants et facilement toxiques, si l'asepsie du biberon n'est pas absolue, si le liquide n'est pas très frais ou stérilisé, etc.

L'alimentation et l'éducation hygiéniques peuvent assurément beaucoup, pour déraciner le rachitisme et éloigner les désastres de la mortalité infantile, mais à la condition de recourir au lait maternel pendant la première année. Ensuite, on saura éviter les désordres nutritifs, en faisant cesser cette suralimentation absurde des enfants : observons que le rachitisme *florissant* est très commun chez de beaux gros enfants, mangeurs précoces de pommes de terre (probablement à cause de la richesse de ce tubercule en sels de potasse). Que de sujets superbes, primés, pour leur opulence de chair, aux concours de bébés, se transforment, quelques mois plus tard (triste revers de la médaille) en enfants rachitiques ! On trouve aussi, du reste, le rachitisme fréquent chez les poulets élevés pour l'alimentation des villes et gavés, dès la sortie de leur coquille, d'aliments trop nourrissants. J. Guérin a rendu de jeunes chiens rachitiques en les nourrissant de viande.

Le rachitisme est inconnu au Japon, où les femmes allaitent leurs bébés jusqu'à deux ou trois ans : cette expérience (faite sur tout un peuple) n'a-t-elle pas, pour les Européens, si fiers de leur civilisation, une éloquence exemplaire ? Il est déplorable de voir, dès cinq ou six mois, des enfants participer aux repas des parents et engloutir les aliments les plus disparates et les plus indigestes, qui ne peuvent que causer de profondes perturbations dans leurs fonctions digestives. Or, il est démontré, n'est-ce pas ? que c'est du milieu gastro-intestinal que partent toutes les déviations nutritives, toutes les diathèses futures, toutes les viciations incurables de la constitution. Le rachitisme est l'un des anneaux de cette chaîne morbide qui commence au météorisme intestinal et se continue par la diarrhée et les vomissements. Ce sont les premiers anneaux de la chaîne qu'il faut briser : sinon, le traitement est, hélas ! bien illusoire, le cercle vicieux ne tardant guère à s'établir.

Mais l'alimentation du bébé n'est pas tout ; il faut aussi veiller à sa propreté, aux soins minutieux de sa peau et surtout à sa provision d'air respirable.

Ce qui démontre nettement l'influence néfaste de l'aération insuffisante, c'est cette universelle observation de la grande fréquence du rachitisme au printemps et de sa rareté en automne. Il est évident qu'un air pur facilite la résistance organique et éloigne du sang l'excès d'acide carbonique, qui *asphyxie*, en quelque sorte, le tissu osseux. Toute stimulation par la lumière solaire, l'atmosphère ozonisée, les mouvements méthodiques, est à rechercher. Ne voit-on pas les porcelets, dans une étable humide, sans air ni lumière, se rachitiser, en dépit de l'alimentation la plus hygiénique ? L'activité nutritive des os se ralentit par l'amoindrissement trophique *totius substantiæ* : forçons donc les cellules inactives et atoniques à fixer les principes alibiles et notamment les molécules minérales modificatrices. Ce n'est pas tout de médicamenter et de nourrir : il faut mettre l'économie à même de profiter des éléments qu'on lui adresse ; relever l'état précaire des voies digestives ; exalter l'énergie de l'assimilation, par la gymnastique respiratoire, l'apport salutaire et permanent d'oxygène, la ventilation de jour et de nuit, la suppression des poêles à faible tirage, etc.

L'insuffisance nutritive trouve sa filiation évidente dans les erreurs de l'allaitement. Imposons donc l'allaitement naturel, avec régularité dans les tétées : six à huit par vingt-quatre heures, toutes les deux ou trois heures, le jour ; deux tétées, au plus, la nuit.

Le sevrage tardif, l'abstinence de tout aliment solide avant un an révolu, sont ensuite des mesures indispensables : seul, le lait stérilisé sera toléré comme supplément nutritif, en cas d'insuffisance du lait féminin. Il faut surtout éviter les soi-disant *toniques*, à base de vin et d'alcool, et la suralimentation carnée, qui n'est qu'une sur-intoxication. D'un an à deux ans, on introduira, dans le régime habituel, le lait naturellement phosphaté ; les décoctions de céréales, la phosphatine Falières, les purées de lentilles, de fèves et de haricots; les œufs, les biscottes, les panades, la volaille et le veau en très petite quantité ; après deux ans, les cervelles, le ris d'agneau, le poisson bouilli, les viandes hachées, les graisses de volailles, la moelle, le lard froid, le gras de jambon ; et, comme boisson, une bonne bière peu alcoolique comme la bière Fanta spéciale pour nourrices.

L'enfant rachitique doit séjourner à la campagne, soumis à la lumière et à la chaleur solaires. On lui donnera des bains salés courts et chauds, additionnés de gélatine, une ou deux fois par jour, ou des bains hydro-électriques. Le séjour à la mer, en été, sur un matelas dur directement placé près de la grève, les bains de mer chauds, les enveloppements et affusions d'eau de mer, les bains de sable, etc., ont donné les meilleurs résultats. L'enfant sera couvert de flanelle ; on lui épargnera tout logis humide. Matin et soir, on lui fera une friction avec l'alcoolé de lavande et de romarin et quelques massages des membres. On lui évitera la marche ; on exigera de lui plutôt l'extension horizontale, la tête reposant sur un rond en caoutchouc gonflé, afin d'empêcher toute pression sur les os craniens ramollis par la maladie.

A propos du climat, il faut noter que le rachitisme est fréquent dans les pays septentrionaux, bas et humides ; plus rare dans le Midi ; exceptionnel au-dessus de 1.000 mètres d'altitude.

Les meilleurs médicaments à donner aux enfants rachitiques sont : l'huile de foie de morue, excellent réparateur par sa richesse en principes reconstituants, mais à la condition d'être parfaitement tolérée par l'estomac et l'intestin ; le phosphore (huile phosphorée au millième) ; les phosphate, le bi-calcique et le glycérophosphate de chaux, principalement ; la glycérine iodée, le sirop d'iodure de fer, le sirop iodotannique, le chlorure d'ammonium (20 à 50 centigrammes par jour), le beurre chloro-iodobromo-phosphaté, le miel iodoformé. Les récents essais de traitement par les préparations organiques du thymus, de capsules surrénales, de moelle rouge osseuse, n'ont fourni aucun résultat concluant.

Il est de la plus haute importance de combattre, dès le début, la diarrhée et les troubles digestifs, qui annoncent et préparent le ramollissement des os. C'est, presque toujours, le manque de vigilance dans l'hygiène infantile qui est responsable des vices nutritifs, des déchéances physiques chroniques et de toutes les maladies graves de la première enfance; en ce qui concerne le mal qui nous occupe, le rachitisme n'est guère autre chose qu'une *ostéite infectieuse* à point de départ gastro-intestinal, ainsi que Jules Guérin le démontrait, dès 1837, dans un célèbre mémoire.

Que faire contre les déformations de la deuxième période ? Nous avons à leur opposer la gymnastique, l'orthopédie et la chirurgie même, suivant les circonstances. Si l'on observe que les déformations sont toujours secondaires et dues à des causes mécaniques évitables, marche, action musculaire, etc., on comprendra toute la valeur d'une gymnastique rationnelle, pour arrêter, neutraliser, contre-balancer les lésions. Insistons aussi sur la nécessité de surveiller la dentition, qui souffre parfois singulièrement de la déviation nutritive. Nous voyons malheureusement l'insouciance et la bêtise des parents aggraver les lésions du rachitisme et entraîner d'irréparables désastres (graves surtout chez les filles, et pour l'esthétique et pour la maternité future), alors qu'un traitement rationnel et suivi eût pu donner les meilleurs résultats.

Lorsque l'éburnation osseuse n'est pas encore faite, on peut essayer, avec succès, le redressement manuel des os malléables et le maintien des corrections dans des appareils appropriés. Mais même à la période d'éburnation, l'*ostéoclasie* manuelle (fractures artificielles) ou l'*ostéotomie* (opération sanglante) pourront encore, dans une certaine mesure, remédier aux déformations, aux attitudes vicieuses. Mais il ne faut guère recourir à ces méthodes qu'à partir de 12 ou 13 ans : d'abord, parce que la nature arrange parfois par elle-même bien des choses ; ensuite, parce que le succès opératoire exige un bon développement osseux.

Que faut-il penser du redressement des bossus par les manœuvres de force ? Ce traitement se trouve décrit, tout au long, dans Hippocrate et fut toujours appliqué par la chirurgie, depuis les lointaines origines de notre art ; mais les travaux de Delore, de Sayre et de Calot ont, de nos jours, perfectionné les observations empiriques du temps passé, et donné naissance à des méthodes plus rationnelles et plus scientifiques, à coup sûr. C'est la violence, il est vrai, mais non la violence qui détruit : c'est celle qui répare[1].

∴

Parmi les maladies du premier âge liées à l'évolution, il faut signaler la *maladie de Barlow*, qui tient, à la fois, du scorbut et du rachitisme : rare dans notre pays, elle a été attribuée à l'abus du lait stérilisé dans l'alimentation infantile. Rare après 18 mois, elle est caractérisée par une anémie intense, la douleur des mouvements, l'inflammation des gencives, les hémorragies. On ne l'observe jamais chez l'enfant nourri au sein. Le jus de citron, le chlorure de calcium et surtout le lait frais sont les remèdes.

Ce qu'on appelle la *fièvre de croissance* des enfants et des adolescents est le fait d'une ostéite congestive ou plastique, qui règne dans le voisinage des cartilages de conjugaison. Pendant la période d'accroissement du squelette, *les os sont des points faibles ressentant vivement le contre-coup de causes parfois insignifiantes.* (Duplay et Reclus). Alors éclate une fièvre à marche spéciale,

[1] Pour la *scoliose*, voir chapitre XXIX (hygiène scolaire).

avec douleurs spontanées et provoquées dans la zone d'accroissement des os; puis, augmentation rapide de la taille du sujet après ces accès fébriles, qui ne sont que l'exagération du labeur physiologique de la croissance et consistent en poussées plus rapides. La plupart des enfants s'accroissent lentement, progressivement, sans traduction morbide du travail de la croissance : un petit nombre souffre d'*ostéite épiphysaire*, qui se résout souvent toute seule, mais exige, parfois, impérieusement, le repos, l'immobilisation même et les moyens hygiéniques, alimentaires et médicamenteux énumérés contre le rachitisme.

CHAPITRE IV

LYMPHATISME-SCROFULE ET TUBERCULOSE

Le lymphatisme est le tempérament habituel de l'enfance. Il n'y a que son exagération qui soit à redouter : l'excès du lymphatisme engendre la scrofule et la tuberculose.

La prédominance de la lymphe ou des sucs blancs dans l'organisme bouffit les chairs, amollit la circulation, engourdit l'assimilation, alanguit la nutrition et rend le système nerveux apathique : la froideur et la timidité du caractère, le fameux « flegme britannique » sont les apanages du lymphatisme, lequel, contenu dans de justes limites, est parfaitement compatible avec l'équilibre de la santé.

On peut envisager la scrofule comme le lymphatisme exagéré ou comme la tuberculose atténuée, le tubercule étant, en quelque sorte, l'exaspération microbienne de la scrofule. Trop d'eau dans la constitution élémentaire des tissus : tel est le caractère anatomique de la scrofule.

Les mariages précoces ou tardifs, l'état maladif des parents, l'alimentation défectueuse de la première enfance, l'insuffisance d'air et de lumière : telles sont les causes capitales de la scrofule et du lymphatisme exagéré. Cette diathèse est le type du ralentissement nutritif dans le jeune âge : c'est pourquoi les parents obèses, goutteux, diabétiques, arthritiques, engendrent habituellement de petits lymphatiques. Le lymphatisme est le point de contact égalitaire entre la pathologie du riche et celle du pauvre. L'enfant riche y arrive par la voie de la misère physiologique, tandis que l'enfant pauvre prend celle de la misère sociale : mais le résultat est identique.

La scrofule se cache parfois sous les formes les plus appétissantes, qui, (suivant le mot de Mme de Sévigné) *dissimulent bien des horreurs.*

L'enfant lymphatique présente une peau rosée et transparente, glabre et molle, avec atonie générale, débilité musculaire, prédisposition aux sueurs et aux éruptions, exquise sensibilité aux indispositions par les moindres imprudences. Tout devient sérieux pour ces tempéraments à ressort amoindri. Pour peu que l'allaitement soit mal conduit, que l'alimentation soit prématurée, pour peu que l'enfant ait à souffrir de l'humidité, de l'encombrement, de l'absence d'insolation, la scrofule ne tarde pas à montrer ses symptômes. La peau blêmit alors et s'infiltre, les tissus deviennent mous et flasques, le système nerveux s'alanguit et le sang s'appauvrit. L'enfant est prédisposé aux catarrhes d'estomac et d'intestin : il a « la poitrine grasse » et tousse facilement. On voit l'exagération de la circulation des sucs blancs ralentir et embarrasser graduellement la nutrition totale : la peau, les muqueuses, les glandes, les viscères, se trouvent successivement frappés. Parmi les affections de la peau, c'est l'impétigo avec ses croûtes (gourme vulgaire) qui se montre le plus fréquemment. Les ophtalmies, otites, rhinites sont également les signes de cette déchéance nutritive, dont la scrofule n'est cependant encore que le degré inférieur, la tuberculose constituant le véritable accident tertiaire, avec lésions définitives, de la diathèse lymphatique.

Le *facies* caractéristique rapporté à la scrofule

par les anciens, n'est guère net que de neuf à quatorze ans; car il consiste surtout dans certaines modifications du squelette du nez et de la mâchoire. Mais il existe d'autres caractères pour reconnaître le type séreux : le corps est épais et les jambes fines ; la peau mince montre, par transparence, les veines bleues ; le visage offre des contours délicats, des joues brillantes, qui contrastent avec la pâleur du reste ; les yeux sont ordinairement bleus, larges, humides, abrités de cils soyeux, les cheveux, clairs, les dents fragiles, la lèvre supérieure et les narines un peu épaisses, le bout des doigts élargi, avec ongles convexes et parfois courbés. La poitrine est étroite, le ventre proéminent, l'haleine aigre, la langue souvent chargée, les selles irrégulières et fétides, l'appétit capricieux, l'esprit généralement lent et paresseux.

Les ganglions lymphatiques du cou, de l'aine, des aisselles, sont le siège d'engorgement et cet engorgement est souvent de nature tuberculeuse, puisqu'on y trouve les bacilles caractéristiques installés à demeure : c'est même là qu'ils attendent le moment favorable de se répandre dans l'organisme et d'y pulluler. Cette prolifération éclate à l'occasion d'un surmenage, d'une négligence, d'une infraction hygiénique, qui viennent diminuer la résistance organique et créent ainsi une sorte d'appel à l'infection. Le cou est le lieu de prédilection des *écrouelles*, c'est-à-dire de la *tuberculose ganglionnaire*, la plus curable de toutes les manifestations tuberculeuses par la méthode de l'extirpation ou des injections irritantes.

Les amygdales servent souvent aussi de terrain de culture aux bacilles tuberculeux. De plus, leur gonflement chronique exerce une action des plus défavorables sur le développement physique et intellectuel des enfants : les angines à répétition et les végétations adénoïdes constituent les grandes causes des catarrhes naso-pharyngiens, des otites, des caries dentaires et des engorgements glandulaires du cou. C'est là, en quelque sorte, l'épine inflammatoire de la scrofulose[1]. Les scrofuleux sont souvent, nous dit Goureau, des *adénoïdiens non opérés*. Le curetage du pharynx nasal semble une cause puissante de diminution de la scrofule dans les villes, diminution qui semble indéniable.

[1] Voir chapitre XI.

Le massage est aussi d'une grande utilité curative pour combattre les adénites scrofulo-tuberculeuses. On le pratique, doucement, à l'aide d'une pommade iodurée et belladonée. Si les ganglions résistent à ces massages, on les traite alors par des injections locales, faites avec toutes les précautions antiseptiques. L'éther iodoformé ou la liqueur de Fowler peuvent être employés alternativement pour ces injections. Mais, parfois, ces traitements *de douceur* étant insuffisants. les ganglions se mettent à prendre un développement insolite ou à suppurer. Alors l'intervention chirurgicale s'impose : elle est souvent indispensable chez les petites filles, pour leur éviter les cicatrices difformes (et révélatrices) fatales pour qui trop se confie aux *guérisons* de la bonne nature ! Le succès est toujours l'esclave d'une forte volonté thérapeutique.

Les tumeurs blanches articulaires, les caries et ostéites de la scrofule, sont également envisagées, à l'heure actuelle, comme des infections tuberculeuses localisées. La chirurgie antiseptique a certainement, sur ces lésions, une heureuse influence, dans certains cas : toutefois, les vieilles méthodes médicales d'immobilisation, compression, révulsion, etc., semblent encore les plus applicables et souvent les meilleures : à tuberculose fermée, souvent guérison sûre.

N'oublions pas que les *contusions* sont les causes ordinaires de la localisation diathésique sur les os et les articulations, surtout chez l'enfant en croissance. Il ne faut jamais les négliger et toujours recourir aux moyens résolutifs : repos, sangsues, compresses, etc., afin d'éviter les complications par la diathèse.

Les *ostéites* guérissent par l'immobilisation, les applications d'iode ou de Vigo, les bains salés ou *marins* de préférence. Les abcès froids se soignent par la ponction suivie d'injection iodoformée. Contre la *coxalgie*, si fréquente de huit à douze ans, l'appareil plâtré, appliqué après redressement du membre sous le chloroforme, l'extension orthopédique continue, le traitement des abcès et surtout la cure générale de la scrofulose constituent les moyens les plus capables de conduire à une guérison.

Le traitement général de la scrofule consiste à augmenter la vitalité par tous les moyens possibles, afin d'organiser la résistance de l'économie aux microbes tuberculeux. Ecarter les germes morbides et leur fermer les portes d'entrée, en soignant principalement la gorge et le nez : voilà d'excellents préceptes. Mais accroître les forces générales, multiplier les moyens de défense de l'organisme : telles sont les indications primordiales d'un traitement rationnel.

Les enfants prédisposés seront nourris exclusivement, pendant leur première année au sein d'une bonne nourrice. Le soleil et le grand air, une chambre sèche, bien claire, bien aérée, exposée au midi, représentent les remèdes naturels de lymphatisme et les meilleurs agents préventifs de la scrofule et de la phtisie. La lumière solaire est, d'ailleurs, *microbicide* par excellence : elle détruit les bactéries, exalte la virulence des spores, atténue les cultures bacillaires. Qui ne connaît les guérisons du lupus par le moyen des rayons lumineux ? Où le soleil n'entre pas, entre la maladie et la plante humaine, surtout dans sa jeunesse, a soif d'insolation vive.

Il faut aussi activer les fonctions de la peau par les frictions à l'alcoolé de tannin et les bains de gélatine additionnés de sel marin et d'iodure de potassium, lorsqu'on ne peut recourir au véritable bain de mer. Rien ne vaut, en effet, pour les enfants scrofuleux, la puissance vivifiante et correctrice de la mer, sur laquelle j'insisterai à la fin de ce chapitre : la mer transforme littéralement la nutrition cellulaire et exalte le taux vital des scrofuleux. Les tissus les plus infiltrés de sucs blancs deviennent malléables, en présence de l'action fondante et résolutive du bain de mer et de l'air marin. Les eaux minérales sulfureuses ont une action analogue, quoique moins radicale, sur la circulation capillaire : mais elles agissent peut-être plus promptement sur les voies pulmonaires et sur la gorge, lorsque les menaces partent de ce côté.

N'oublions pas que la phtisie est souvent la conséquence d'une ventilation pulmonaire insuffisante et nous combattrons par les moyens topiques les plus modificateurs (et même par la chirurgie, si besoin est) toute obstruction des voies respiratoires supérieures. C'est un moyen très direct, quoique détourné en apparence, d'arriver à l'asepsie et à l'invigoration de l'organisme. Le chant, enseigné de bonne heure aux enfants et pratiqué en plein air, est un excellent moyen d'immunité contre la phtisie.

Par les bains salés et sulfureux, le système nerveux et le système musculaire se trouvent puissamment influencés, les oxydations comburantes des tissus se perfectionnent et la nutrition rentre dans le droit chemin, surtout lorsqu'une bonne gymnastique pulmonaire vient activer l'oxygénation du sang.

A partir de l'âge de deux ans, l'huile de foie de morue est le stimulant le plus actif de la reconstitution assimilatrice, le meilleur fournisseur d'iode et de phosphore, l'aliment d'épargne par excellence pour toutes déchéances organiques. Habituellement, j'y dissous 5 p. 1000 d'iodoforme et 2 p. 1000 d'essence d'eucalyptus, ce qui la rend encore plus résolutive. On peut, de cette mixture, donner 20 à 100 grammes par jour, suivant l'âge, par doses fractionnées et toujours aux repas.

Comme variante, pendant l'été, je préconise les pilules suivantes :

Extrait de feuilles de noyer.	0,25
Iodure d'arsenic.	0,005

M.

(pour une pilule)

Une ou deux pilules, suivant l'âge, avant chaque principal repas. Le vin Nourry est également précieux comme régénérateur.

Je donne aussi l'arsenic joint au fer dans les gouttes suivantes, dont on peut alterner l'usage avec celui des pilules précédentes :

Liqueur de Fowler. . . . . } parties égales.
Malate de fer . . . . }
M.

De cinq à dix gouttes avant les repas, deux fois par jour. Je recommande aussi l'algarine Nyrdahl.

Les préparations amères peuvent être avantageusement prises en mangeant, sous forme de tisanes : quinquina, gentiane, houblon, fumeterre aunée, camomille, eau de goudron, bière sapinette, café de glands, etc. L'alimentation sera phosphatée et soufrée : viandes grillées et rôties, viande crue, suc de viande, pain bis, œufs, poissons, racahout Delangrenier, purées de lentilles et de haricots, végétaux crucifères et antiscorbutiques (raifort, cresson, oignon, etc.). On puisera les phosphates minéralisateurs de l'organisme principalement dans les céréales (bouillies, malt, etc...) ; le fer dans certaines herbes, comme les épinards. On donnera à l'enfant des tartines de beurre, saupoudré avec un sel phosphaté et ioduré dont je donne ainsi la formule : chlorure de sodium 100, phosphate de soude 5, iodure de sodium 1, bromure de sodium 0,50 (pulvériser finement et dessécher à l'étuve).

D'autres préparations que l'on fera aisément accepter aux enfants sont : le miel iodé ou iodoformé ; le sirop de brou de noix avec un peu de malaga ou de banyuls ; la teinture d'iode dans du lait ou dans une tisane d'orge épaisse ; les préparations iodotanniques et le sirop Famel. Il va sans dire qu'on empêchera les troubles digestifs par le moyen des lavements, des laxatifs et des eupeptiques : l'une des meilleures formules digestives est celle que l'on peut libeller ainsi :

Sirop de pepsine	100
— de diastase.	50
Phosphate bi-calcique.	5
Acide chlorhydrique	0,50

M.

Une cuillerée à café ou à dessert après chaque repas, dans un peu d'eau.

Chez les jeunes enfants, il faudra veiller à l'extrême netteté antiseptique de la peau, surtout au moment des pratiques vaccinales, qui éveillent facilement la gourme et la scrofule consécutive.

Billroth a donné contre les abcès froids (si fréquents dans la scrofule) une excellente formule d'injection, la glycérine iodoformée à 10 p. 100. On ponctionne, d'abord, l'abcès froid et l'on en fait sortir le pus ; on injecte, en son lieu et place, une quantité à peu près égale de l'émulsion iodoformée en question. Au bout de trois ou quatre semaines, on renouvelle la ponction, s'il y a lieu, pour procéder à une seconde injection modificatrice.

∴

La médication n'est rien, mais la tolérance médicamenteuse est tout. Sans elle, nous ne saurions introduire dans l'économie aucun élément de réparation. Avec elle, nous obtenons, d'une manière mesurée et progressive, sans artifice, sans hyperstimulus physiologique, des effets synergiques, profonds et durables. En réveillant la vigueur musculaire, en augmentant le poids spécifique des tissus, chez les enfants et jeunes gens de souche tuberculeuse ou rhumatismale ; en neutralisant les funestes effets de la sédentarité et de la claustration scolaire et relevant la nutrition tout entière, les traitements précédents font disparaître la bouffissure et la pâleur faciales, les tendances aux gourmes et aux engorgements ganglionnaires, l'apathie générale, la prédisposition aux bronchites et aux catarrhes des muqueuses.

Phosphore, fer, iode, accroissent les ressources organiques et exercent sur l'asthénie du grand sympathique une influence qui combat les désordres vitaux, imprime au système une tonicité plus grande, régularise l'appétit et l'exonération hépatique et supprime l'atonie sécrétoire. Comme total thérapeutique, équilibration des forces de développement et de l'énergie de réparation ; guérison de l'hypoplasie vasculaire par l'apport de globules de néoformation ; enfin, *dépuration*, c'est-à-dire nécrobiose et élimination des éléments usés, viciés et nuisibles ; finalement, retour des forces normales, par eusthénie progressive.

Le lymphatisme semble dû non seulement à la défectueuse genèse des cellules, mais surtout à leur destruction anormale, à leur désagrégation facile, n'offrant aucune condition consolidatrice sérieuse. Cette délétère dyscrasie perturbe les humeurs et mine tous les organes : elle appelle des modificateurs, que dis-je ? des rénovateurs énergiques, comme l'iodure de fer, sous forme de pilules et sirop Blancard.

Dans cette œuvre de rénovation chez les sujets lymphatiques, nous devons toujours nous concilier le concours favorable du tube digestif, fréquemment en état d'insuffisance ou de *minoris resistentiæ*. Loin de fatiguer l'appareil gastro-intestinal, il faut tâcher toujours de le tonifier sans l'exciter ; de combattre la paresse des organes viscéraux, sans jamais exaspérer les phénomènes dyspeptiques (exaspération qui donne, presque toujours, lieu à des retours offensifs de la diathèse). La torpeur et le relâchement des tuniques (conditions anatomiques fertiles en flatulences et en fermentations gastro-intestinales) trouvent dans la strychnine, le meilleur des antagonistes : il suffit de savoir la manier.

Mais il faut aussi songer aux agents physiques, puissants modificateurs généraux. Contre le lymphatisme ; c'est la *thalassothérapie* ou cure maritime qui se montre spécifique.

C'est pour cela que la mer n'est plus aujourd'hui pour le public une simple distraction mondaine estivale, suivant la mode : elle est devenue, de par la science, une véritable obligation d'hygiène corrective, pour tout chef de famille soucieux de l'avenir de ses enfants. La mer constitue, en effet, par excellence, la médication infantile : c'est elle qui transforme le plus profondément les organismes débilités, puisqu'à l'égard des deux grandes maladies du premier âge, le rachitisme et la scrofule, elle se conduit comme le véritable remède héroïque.

Tous mes lecteurs comprennent donc pourquoi mes applaudissements n'ont jamais manqué pour encourager le mouvement qui, depuis vingt ans, s'est dessiné en faveur de l'assistance maritime des enfants malades, mouvement qui a abouti, comme on sait, à l'ouverture de multiples établissements consacrés à la cure des lymphatiques, scrofuleux, rachitiques et tuberculeux (Berck, Banyuls, Pen-Bron, Arcachon, cap Breton, Cette, Cannes, Hyères-Giens, Saint-Pol, etc.), sur le modèle de l'Italie et de l'Angleterre.

Le séjour à la mer présente, toutefois, certaines contre-indications, qu'il est bon de vulgariser tout d'abord. Les enfants congestifs, les petits épileptiques, les nerveux, candidats à la méningite et aux irritations cérébro-spinales, supportent mal le climat marin. Pour eux, la forte pression barométrique et les violents courants aériens (qui mouvementent assez souvent l'atmosphère de nos côtes océaniques) représentent de trop énergiques excitants. Comme toute médication vraiment digne de ce nom, la thalassothérapie, puissante pour guérir, peut l'être tout autant pour aggraver. Les babys dont le sommeil est léger et la sensibilité toujours en éveil, les enfants qui souffrent du cœur, ceux qui sortent d'une rougeole ou d'une scarlatine sérieuse, les albuminuriques, principalement, doivent être écartés de la grande piscine naturelle. Sans dédaigner l'air salin, on supprimera aussi le bain chez les petits descendants d'arthritiques qui souffrent de la croissance.

L'atmosphère maritime est, peut-être, le plus puissant modificateur cosmique connu ; l'action du milieu pélagique est une action de remontement hors de pair, puisqu'elle guérit 80 p. 100 des enfants lymphatiques et qu'elle écarte, dans une plus large proportion, la faiblesse constitutionnelle sous toutes ses formes, corroborant la résistance individuelle à tous les levains morbides. Plus égal, plus stable et plus constant que le climat continental, le climat marin ne présente que de fort doux écarts thermiques et surtout hygrométriques ; l'air y présente le *minimum* de poussières et de produits de décomposition. Point de ces brusques changements, si nuisibles aux malades et surtout aux poitrines faibles, qui ont soif, à la fois, de sédation et de tonicité. La pureté bactériologique de l'air marin en fait un nutriment gazeux véritablement aseptique, c'est-à-dire détersif et dépurateur. Comme nous inspirons, par heure, plus de 1,200 litres d'air, on conçoit l'importance primordiale qu'offrent, en hygiène, les qualités de ce *pabulum vitæ*.

De plus, la richesse de l'air de la mer en ozone (qui n'est que de l'oxygène condensé ou électrisé), en chlore, en phosphore, en brôme, en iode et en soufre, lui confère des propriétés oxydantes, stimulantes et modificatrices capables de remédier puissamment à la longueur des échanges organiques. C'est surtout dans les stations balnéaires où l'eau salée se pulvérise finement par un brisement continu des lames que l'on observe, au plus haut degré, les grands effets de la thalassothérapie. L'entrain et la vigueur augmentent tous les jours, avec l'appétit et la nutrition ; la rectitude de l'assimilation enrichit le sang, accroît les forces musculaires, multiplie les dimensions et le poids du corps. Tel air, tel sang, pourrait-on dire. Un air riche et vierge donne un sang pur et vigoureux, une économie parfaite, imbibée de santé, imprégnée de vie. Nuisible aux adultes, l'air confiné et vicié est souvent fatal pour l'enfance. Elle s'étiole couramment dans le milieu urbain, offrant à tous germes morbides un terrain propice, par avance ensemencé.

Pour toutes ces raisons, l'atmosphère maritime est éminemment préventive de la phtisie : ses émanations salines, véhicules d'effluves sans trêve renouvelés, assurent l'intensité vitale, entretiennent dans le foyer organique une active combustion, améliorent la chaleur animale et le milieu nutritif. La résidence maritime s'impose donc dans les cas de plus profonde débilitation anémique ou lymphatique, et même dans les manifestations les plus graves de la scrofule osseuse. C'est une assurance contre la misère physiologique et contre la mort prématurée.

Le bain de mer, qui doit être très court chez les enfants, représente une douche d'eau fraîche richement minéralisée et animée aussi par des micro-organismes. Il exerce sur toute l'économie une véritable action d'épargne, facilite le réveil de la nutrition, restitue aux organismes les plus torpides la plasticité nécessaire. Il joue le rôle d'un coup de fouet hydrothérapique, résolutif et désobstruant, dont l'action topique dissipe les engorgements cellulo-glandulaires, fortifie le revêtement cutané du corps, stimule les extrémités nerveuses de la peau et contracte ses vaisseaux, pour les dilater ensuite, à l'heure de la réaction.

Les enfants bouffis de lymphe supportent fort bien cette stimulation énergique, bienfaisante du bain de mer. Les convalescents, les chloro-anémiques, les êtres menacés par l'hérédité tuberculeuse bénéficient grandement de la balnéation maritime. On peut, d'ailleurs, envoyer les enfants à la mer dès l'âge le plus tendre et dès le premier début des manifestations suspectes. Les inflammations scrofuleuses du nez, et même des yeux et des oreilles, les gourmes et autres manifestations dermiques de forme atonique, les angines à répétition, etc... ne contre-indiquent nullement le bain de mer. Ils reçoivent, au contraire, par lui, une stimulation des plus favorables, qui exhausse la vitalité des tissus et favorise leurs tendances à la réparation intégrale.

Mais l'occasion thérapeutique est à saisir. Elle est fugitive et le praticien expectant ou temporisateur encourt la terrible responsabilité des heures perdues.

Les bains de sable, connus de toute antiquité, doivent être préférés chez les petits rhumatisants en proie à des douleurs musculo-articulaires ou à des névralgies. *L'arénation* constitue un puissant moyen dérivatif, ainsi que les bains de mer chauds et de varechs, les frictions d'algues et de goémons, mucosités de la mer. Ces pratiques transmettent une énergie durable aux enfants trop anémiés ou trop faibles pour supporter les bains de mers à la lame.

Imparfaitement organisés dans le jeune âge, les tissus n'offrent pas, alors, des déchéances aussi définitives que chez l'adulte : on obtient donc par la mer des modifications fondamentales, des réfections profondes, des néo-formations complètes. Toutefois, le bain, véritable douche froide, représente toujours une arme à deux tranchants, dont il faudra redouter, parfois, la trop réelle énergie :

« Rien qu'à humer l'embrun dont s'argente ta marge,
« O mer, rien qu'à courir parmi tes goémons,
« Notre sang ressuscite et bat le pas de charge... ?

CHAPITRE V

L'HERPÉTISME

La nature est un impitoyable créancier. Les parents ont, comme le dit l'Écriture, mangé du verjus et les dents des enfants en restent agacées. La diathèse commence avec la conception, pour ne finir qu'avec le suaire. Croiser habilement les alliances, assortir et perfectionner l'union conjugale : voilà les moyens, les seuls moyens, efficaces pour modifier les souillures pathologiques que les enfants héritent de leurs ascendants ; améliorer la graine et soustraire, dans la mesure du possible, l'humanité au fatalisme de la dégénérescence. L'enfant est le meilleur réactif du père : *is pater quem morbi filii demonstrant.*

L'hérédité, c'est la maladie virtuelle : la prédisposition, c'est la réceptivité morbide sur un ou plusieurs points de l'organisme, la tendance *latente* à la déchéance.

Les anciens attribuaient ladite hérédité à la

présence des humeurs peccantes; les modernes croient plutôt à la transmission de la fragilité de certains tissus, de leur moindre résistance. La lenteur des impulsions morbides, la chronicité et la multiplicité des manifestations symptomatiques caractérisent les *diathèses*. Les sujets prédisposés offrent le désastreux privilège de collectionner, d'additionner, de multiplier même, toutes les causes toxiques extérieures, fondues dans un état général préparé d'avance à la réceptivité. Pour exercer ses ravages, l'hérédité appelle volontiers l'infection à son aide.

Ces considérations philosophiques s'appliquent bien à l'herpétisme, déséquilibre nutritif sournois et progressif, aboutissant habituellement à l'endurcissement des artères (artério-sclérose, varices) et à la dilatation des veines, dans un âge avancé.

L'enfant herpétique est vorace, soumis à des alternatives de diarrhée et de constipation, à de fréquents embarras gastriques ou intestinaux. Il est nerveux, irascible, émotif, irritable, turbulent, prédisposé aux terreurs nocturnes, aux cauchemars, au sommeil imparfait, aux réveils en sursaut. Il est, de bonne heure, en proie à des éruptions d'urticaire ou même d'eczéma, qui déterminent chez lui de vives démangeaisons, excoriées par le grattage : c'est ce dernier qui, par l'infection unguéale, entraîne fréquemment des inflammations purulentes gourmeuses et de petits abcès superficiels.

Un peu plus âgé, l'enfant est sujet à des crises laryngées (laryngite striduleuse ou faux croup), à des spasmes de la glotte, à des accès d'éternuement ou même de suffocation, simulant une crise asthmatique. Les saignements de nez, les furoncles, les herpès, les maux de tête, le ballonnement du ventre, les palpitations peuvent aussi survenir. Des vésicules d'*herpès* apparaissent aisément sur les muqueuses et notamment sur les amygdales. L'enfant éprouve parfois certaines tendances à l'obésité, due à l'augmentation des recettes de la nutrition et à l'insuffisance du mouvement désassimilateur.

Les soins de la première enfance peuvent beaucoup pour éloigner l'herpétisme. A défaut de l'allaitement par une bonne nourrice, il faudra veiller avec intelligence sur l'allaitement artificiel. On évitera au petit herpétique les laits trop nourrissants, que l'on saura étendre de décoctions d'orge ou d'eaux minérales alcalines (les bicarbonatées *calciques* de préférence). C'est ainsi que l'on favorisera l'assimilation des principes du lait et la dépuration parfaite par les voies urinaires débouchées et lessivées. On favorisera les fonctions du foie et de l'intestin par de petits lavements avec l'infusion de camomille additionnée d'une pincée de borate de soude; les fonctions de la peau par des bains émollients et les frictions douces à l'eau de Cologne. En agissant sur la peau, *vaste surface nerveuse*, nous exerçons une influence toni-sédative sur le système nerveux déséquilibré du petit herpétique; nous éloignons de lui les éruptions prurigineuses pénibles, fréquentes aux changements de saison et surtout par les temps humides, qui perturbent l'harmonie de la respiration cutanée.

Les bottes d'ouate recouverte de taffetas gommé, constituent un remède populaire excellent chez les enfants pour prévenir les irritations laryngées et pulmonaires et éloigner les congestions des voies aériennes. Un peu de calomel ou d'ipéca sera également fort utile, suivant les circonstances, pour juguler ces troubles à leur aurore.

La sobriété est, pour l'herpétique, une vertu indispensable. Aussi, l'allaitement devra-t-il être continué jusqu'à la fin des éruptions dentaires. On évitera à l'enfant l'usage du vin, du café et même du cacao, qui peuvent exciter sa diathèse assoupie.

Dans la seconde enfance, l'herpétique sera, autant que possible, élevé à la campagne : sa chambre sera bien ensoleillée et bien ventilée, ses vêtements amples et chauds. On lui donnera des bains fréquents et courts, des ablutions matin et soir, la peau étant tenue extrêmement propre. On insistera sur la vie en plein air, sur les exercices modérés : la natation, principalement, m'a rendu de multiples services, pour modifier la prédisposition diathésique chez les adolescents.

Il faut apprendre aux herpétiques, qui sont souvent *de trop bonnes fourchettes*, à rester sur leur appétit, à faire des repas réguliers, à manger lentement (le pain grillé ou très rassis est excellent dans ce but), à éviter les aliments fermentescibles. Le régime sera plus végétal qu'animal. Les viandes seront tendres et bien cuites, les poissons à chair blanche, les légumes frais et en purées, les fruits cuits. On restreindra l'usage des acides et des graisses, étant donnée la disposition de l'organisme à l'uricémie et à l'obésité. On obtiendra le lavage méthodique des tissus par les boissons aqueuses et les eaux minérales de table dont le goût sera rehaussé d'un peu de vin ou de bière. Les boissons chaudes légèrement amères (pensée sauvage, centaurée, feuilles de noyer) sont souvent fort avantageuses à conseiller, surtout pendant la saison d'hiver. Le travail intellectuel sera intelligemment distribué et entrecoupé du repos nécessaire à l'âge tendre.

Ces préceptes d'hygiène bien suivis peuvent, sûrement, atténuer l'herpétisme dans l'âge mûr et préserver l'adulte des complications fréquentes de sa diathèse. Mais il est, parfois, nécessaire d'y joindre certains médicaments. Les meilleurs sont l'iode, l'arsenic et le phosphore, que je réunis, d'habitude, dans le sirop suivant, puissant tonique de la nutrition et régénérateur du système nerveux :

Sirop de quinquina	300
Extrait de ratanhia	19
Teinture d'iode iodurée	8
Phosphoglycérate sodique.	7
Liqueur de Pearson.	6

M.

Une cuiller à café, à dessert ou à soupe (selon

l'âge), à donner deux fois par jour, au commencement de chaque repas.

Comme alcalin, le benzoate de soude extrait du benjoin m'a toujours rendu de grands services, lorsqu'il existe des troubles du foie, des dépôts uratiques abondants ou encore des tendances à la toux grasse et rebelle. Un paquet de 0,30 centigrammes à 1 gramme, selon l'âge, peut être donné au jeune herpétique, au moment du repas, dans sa boisson. Ce sel vaut mieux que le bicarbonate et est beaucoup moins débilitant.

⁂

Les gourmes sont des éruptions fréquentes chez les enfants lymphatiques et délicats. Elles appartiennent, médicalement, à la famille de *l'impétigo*, dont certaines variétés semblent contagieuses. Leurs points d'élection sont : le cuir chevelu, le pourtour du nez et des lèvres, les paupières, le menton, parfois le poignet et les doigts. Leur traitement consiste d'abord à *décaper* la peau, c'est-à-dire à faire tomber les disques croûteux, par le moyen des compresses d'eau bouillie, des cataplasmes d'amidon, des pulvérisations au sanoforme (5 p. 100), des applications d'ouate hydrophile salicylée, etc. Si les éruptions siègent au cuir chevelu, on devra couper court les cheveux, tous les trois ou quatre jours, avec des ciseaux courbes, jusqu'à guérison complète.

On modifiera, ensuite, la région, en y appliquant, trois fois par jour pendant un quart d'heure, des compresses de tarlatane imbibées du mélange :

Eau de roses	500
Glycérine	50
Sulfophénate de zinc	10
M. s. a.	

Dans l'intervalle des compresses, on poudrera de cutiline Patard. Puis, on préviendra les récidives et les rougeurs cicatricielles, par les onctions faites avec un peu de la pommade suivante :

Vaseline boriquée fraîche.	60
Précipité blanc.	0,60
Résorcine	0,30
Salol	0,20
M.	

Comme traitement général, on devra régler hygiéniquement l'alimentation de l'enfant, régulariser ses repas, lui épargner le surmenage nutritif et l'alimentation azotée ; insister sur le lait, les alcalins, les purgations légères, pour éliminer les acidités du sang. La vie au grand air, l'exercice physique, les bains salins, les frictions alcooliques compléteront la cure.

Il est absolument essentiel, et par tous les moyens, d'empêcher le grattage, grand ennemi de la guérison de toutes les dermatoses, aussi bien chez les enfants que chez les adultes. Un grattage intempestif peut détruire, en un clin d'œil, les tendances les plus prononcées à la cicatrisation et réinoculer des gourmes dont la réparation était en bonne marche.

Il est souvent utile, par le moyen des préparations iodées, de modifier radicalement le tempérament lymphatique de l'enfance, qui est singulièrement favorable à l'éclosion de l'eczéma et de l'impétigo. On organisera le combat contre la misère physiologique et contre la contagion parasitaire du cuir chevelu, à l'école et dans les jeux de l'enfance ; on surveillera activement la convalescence de la rougeole et des autres maladies infantiles.

On voit, parfois, chez les enfants de six à dix

ans, les gourmes se localiser sur les yeux. Alors, les cils sont collés, les paupières gonflées, la vue sensible à la lumière. Il faut traiter ces *blépharites* par les compresses d'eau de sureau salicylée et la pommade au précipité jaune.

Lorsque les éruptions siègent aux oreilles, on pratiquera des lotions d'eau boriquée chaude et l'on appliquera la pommade suivante :

Cold cream très frais	30
Oxyde de zinc	3
Acide salicylique	0,30
M.	

ou bien la pommade au calomel additionnée d'un peu de menthol. On nettoiera avec le plus grand soin le conduit auditif, afin d'éviter son rétrécissement et l'affaiblissement de l'ouïe qui en résulterait pour l'avenir. A l'intérieur, on fera prendre, dans du lait, un ou deux grammes d'un mélange, à parties égales, de sulfate et de benzoate de soude.

*
* *

C'est parce que les fonctions de la peau sont très actives dans le jeune âge, avec une couche cornée protectrice épidermique peu développée, que l'on voit apparaître, chez l'enfant, des éruptions, dont le caractère souvent rebelle afflige le cœur des mères et compromet la santé générale du petit patient... fort peu patient en général.

Les irritations des plis de la peau sont fréquentes chez les enfants gras : il faut donner alors des bains toniques, gélatino-amidonnés et salés, que l'on fait suivre de poudrage local avec un mélange de : talc, 100, tannin, 20 et acide borique 10, finement porphyrisé. Même traitement pour l'érythème fessier des enfants diarrhéiques.

Le cuir chevelu des nourrissons sera tenu très propre et journellement savonné avec un savon bien neutre : contre les crasses et croûtes de la tête, on fera des onctions avec l'huile de paraffine résorcinée à 1 p. 200.

Sous l'influence de la dentition et surtout des troubles digestifs, on vo't poindre le *strophulus*, éruptions saillantes, grosses comme un grain de millet et très prurigineuses. Les laxatifs et surtout les lavements, ainsi que le glycérolé tannique en frictions, sont les meilleurs remèdes à diriger contre ce lichen. Toutes les démangeaisons, d'ailleurs, sont plus communes chez l'enfant allaité artificiellement, et au moment du sevrage. Pour guérir le *prurigo*, il faut onctionner la peau avec un mélange d'huile de foie de morue, eau de chaux et essence de bouleau (agiter avant l'usage), tout en luttant, par les lavements, contre la fermentation intestinale et conciliant le sommeil par un sirop bromuré. L'*urticaire* infantile tend à la chronicité : sa guérison est surtout liée à un régime rigoureux, à l'usage des préparations sulfureuses, phosphatées et arsénicales. Les lotions vinaigrées et les frictions avec la cutiline Patard atténuent les démangeaisons. Souvent les cures d'eaux sont indispensables.

En cas d'*eczéma* chez le nourrisson, il faut, d'abord, modifier l'hygiène de la nourrice ; lui supprimer la viande en excès et les boissons excitantes et introduire les végétaux frais et les alcalins dans son régime de tous les jours. Il faut aussi rationner les gros enfants gourmands et régler, de près, leurs tétées : il est même bon de les mettre, tous les quinze jours, pendant une journée, à la diète aqueuse absolue (tisane de pensée sauvage). Comme onction locale, l'une des meilleures est : vaseline 30, oxyde de zinc 4, soufre lavé 1.

Si l'enfant est déjà grand, il faut combattre chez lui l'herpétisme et l'arthritisme ; instituer une rigoureuse hygiène : séjour au grand air, en évitant ordinairement l'air de la mer, régime lacto-végétarien, lavements, laxatifs, alcalins, pour diminuer l'acidité du sang. En cas d'éruption aiguë, des compresses boriquées ou salicylées seront maintenues en permanence : l'irritation étant tombée, on applique le glycérolé tartrique ou la pommade à l'oxyde jaune et à l'huile de cade, suivant les cas : on peut poudrer avec un mélange de bismuth et de lycopode, pour calmer les démangeaisons et favoriser, par une protection modificatrice, la réparation de l'épiderme.

Les *clous* et *furoncles*, notamment les *orgeolets*, ne sont point rares chez l'enfant. On les traite : localement, par les pulvérisations et compresses phéniquées au centième ; à l'intérieur, par la levure de bière. Je fais souvent avorter les furoncles et petits anthrax à répétition par les badigeonnages de teintures d'iode et d'arnica, parties égales. On évite l'orgeolet en lavant, matin et à midi, les paupières avec une faible solution de sublimé (0,20 pour 1 litre d'eau bouillie) : le soir, on fait des onctions, sur le bord des paupières, avec 35 gr. de cold-cream frais et 1 d'aristol. En cas de suppurations furonculeuses, ce sont les cautérisations au sulfate de cuivre et les pansements à l'eau oxygénée que je conseille de préférence.

Un mot sur les *envies*, ces marques ou taches colorées que l'enfant porte en naissant et qui doivent leur nom au vieux préjugé des impressions maternelles. C'est l'électropuncture qui est le traitement de choix de ces *nævi* : il faut y recourir sans attendre, la guérison se faisant plus aléatoire avec l'âge.

Les affections parasitaires de la peau trouvent dans l'enfant, une proie des plus faciles. Ce sont, d'abord, les *poux*, qui ont beaucoup perdu de leur ancien prestige et de la considération dont les entourait la médecine d'autrefois. On ne croit plus guère, aujourd'hui, que ces répugnants parasites veuillent être respectés comme martingales de la santé infantile. Mais la promiscuité scolaire rend leur présence encore fréquente sur la tête des enfants, et même des adolescents : j'ai personnellement eu à soigner, pour la *phtiriase*, maintes chevelures d'enfants riches, et je reçois, plusieurs fois par an, des lettres de mamans souvent très ennuyées par la ténacité de ces aptères.

Le grattage que causent leurs morsures répétées donne lieu à des éruptions, parfois sérieuses, chez les enfants lymphatiques. Il est donc utile de savoir les débarrasser radicalement de cette cause pathologique vivante. En coupant les cheveux court, en savonnant la tête avec un savon au naphtol ou au pétrole, puis la frictionnant d'alcool camphré additionné de 1 pour 1 000 de sublimé, on supprime le mal en un quart d'heure. Si l'on ne veut pas sacrifier la chevelure, on la peigne soigneusement, plusieurs jours de suite, avec un peigne fin trempé dans du vinaigre chaud additionné de 1 p. 300 de formol. Cette dernière pratique assure la destruction totale des œufs ou *lentes*, difficiles à détacher des cheveux et à détruire par d'autres méthodes.

La *gale* est causée par un acare ; elle occasionne surtout des démangeaisons au dos de la main, dans les intervalles des doigts, au poignet, à la poitrine et au bas-ventre, démangeaisons surtout nocturnes, le parasite de la gale étant essentiellement noctambule. La gale respecte la tête, siège préféré des poux. Pour détruire les acares, on donne, d'abord, à l'enfant, un grand bain savonneux, puis on le frictionne, plusieurs jours de suite, sur tout le corps, avec le mélange, par parties égales, de lanoline, styrax, baume du Pérou et huile de camomille camphrée. On évite ainsi l'action offensante du soufre sur des téguments fragiles et vulnérables. Il faut aussi passer à l'étuve sèche à 120 degrés vêtements et literie et envoyer le linge de corps et les draps de lit à la lessive. Tant que la peau restera irritable, on continuera des onctions avec la pommade à l'oxyde de zinc et au précipité blanc.

Les *teignes* du cuir chevelu réclament des soins minutieux et de grandes précautions contre la contagion. L'épilation, souvent indispensable, est, aujourdhui, avantageusement remplacée par les rayons X. Quant au traitement proprement dit, il est trop spécial pour pouvoir être vulgarisé ici avec profit : c'est l'affaire du médecin spécialiste, qui préside à la cure et en surveille les phases, jusqu'à complète guérison.

CHAPITRE VI

L'ARTHRITISME

L'arthritisme est une diathèse consistant dans le ralentissement, dans le retard de la nutrition, avec tendances à des poussées congestives et à la production d'acide urique. Ce tempérament morbide s'annonce, dès l'enfance, par une constitution assez vigoureuse, des sueurs faciles, une vive coloration du teint, un appétit développé, une disposition à la calvitie précoce. On assiste, de bonne heure, à diverses manifestations fluxionnaires du côté de la peau et des muqueuses : l'urticaire, les saignements du nez, les angines, les congestions pulmonaires figurent parmi les plus fréquentes. On observe aussi les douleurs articulaires, les hémorroïdes, la gravelle biliaire et urinaire.

Le petit arthritique nous offre aussi les caractères diathésiques les plus précoces. Intelligent, mais mal équilibré, il présente des alternatives de rougeur et de pâleur faciales, sous l'influence des moindres émotions qui éprouvent sa timidité; son cœur irritable lui procure des palpitations, des tendances syncopales. Il s'enrhume pour le plus petit refroidissement. Il souffre de perversions de l'appétit, de prédispositions à la constipation, à l'entérite glaireuse, parfois de congestions hépatiques et de vomissements périodiques, avec ou sans migraine. Les urines laissent de riches dépôts uratiques; la peau est fort irritable; il existe, parfois, de l'oppression et des accès d'asthme.

Souvent aussi, on observe de l'insomnie au milieu de la nuit, à cause de l'atonie de l'estomac ou d'une pression sanguine exagérée. Enfin, dès le berceau, le bébé arthritique a les nerfs excitables : grognon, criard, se pâmant sans raison, il est sujet aux terreurs nocturnes et aux accès de fièvre éphémère, coïncidant fréquemment avec des douleurs des muscles ou des articulations.

L'arthritisme est le fléau des nations civilisées et des populations aisées des villes. Cette diathèse se transmet et s'aggrave par l'hérédité. On soigne, aujourd'hui, des enfants atteints d'asthme, d'albuminurie, de coliques hépatiques, d'eczéma, de diabète, d'obésité. Il en est qu'on est forcé d'opérer de la pierre. Toute cette pathologie, en un âge aussi tendre, était rare il y a quelque cent ans. Elle est le fait du régime carné exagéré et de la dyscrasie urique transmise des parents aux enfants, comme un véritable empoisonnement paroxystique des tissus et des cellules, dont le fonctionnement se dévoie et s'irrégularise. Il importe donc de redresser, de bonne heure, cette néfaste hérédité et d'empêcher l'élargissement d'une tare ancestrale, causée par les infractions répétées à l'hygiène et au naturisme.

Apprenons surtout de bonne heure, aux enfants, à éviter la *surnutrition*, mère de l'arthritisme : la surnutrition, qui exagère, au sein de nos organes, la production des substances de combustion incomplète, véritables fumerons pathologiques, empêchant le tirage de la machine humaine et provoquant les insuffisances fonctionnelles du cœur, du foie, des reins et des centres nerveux.

Après quelques générations, la *sclérose*, c'est-à-dire la prolifération compressive du tissu conjonctif, prend, dans les organes les plus importants, une marche irrévocablemeut progressive, mettant obstacle à toute nutrition normale. L'arthritisme est, en quelque sorte, une sénilité prématurée, engendrée par des combustions trop abondantes. Pour combattre cette diathèse, il suffit de ne pas ingérer de nutriments au delà de nos besoins réels : c'est ainsi que nos combustions fourniront toujours un travail utile ; c'est ainsi que nos recettes ne dépasseront jamais nos dépenses ; c'est ainsi que nous éviterons l'engorgement de nos rouages organiques les plus importants, et que nous nous maintiendrons en bon état d'activité vitale, à l'abri des réserves dangereuses pour notre économie.

Chez les enfants de souche arthritique, Leroux nous a montré les sérieux dangers de la suralimentation : infection intestinale habituelle, éruptions tenaces d'urticaire, d'eczéma, d'acné ; appendicite, gravelle biliaire, albuminurie, etc..., telles sont quelques-unes des conséquences les plus fâcheuses de l'alimentation carnée, chez les descendants d'uricémiques. La nourriture des enfants doit rester lacto-ovo-végétarienne. L'allaitement naturel sera, d'abord, prolongé et le sevrage graduel. A partir de trois ans, seulement, jusqu'à huit ans, on donnera un peu de viande (*blanche*, principalement) au repas méridien seulement. Les potages au lait et au maigre, les purées de légumes, les bouillies de céréales, les pâtes alimentaires, les fruits, les *boissons aqueuses* formeront le fond des repas.

On habituera l'enfant à la sobriété, au *ne quid nimis* des anciens. On lui évitera les condiments et la nourriture corsée, qui excitent démesurément l'appétit. On exigera une longue mastication des aliments et surtout du pain et une grande modération dans le repas du soir, l'arthritique s'intoxiquant surtout à l'état de repos. Ni liqueurs, ni café, ni thé, ni mollusques, ni crustacés, ni gibier, ni chou, ni chou-fleur, ni oseille, ni tomates, ni fromages fermentés. Comme boisson, du vin très étendu d'eau, de la bière ou du cidre légers ; parfois, des infusions chaudes.

C'est ainsi qu'on accélère la nutrition et qu'on obvie à l'accumulation des déchets ; c'est ainsi qu'on déprime la tension des artères et que l'on modère les propensions congestives. La vie champêtre au grand air, les climats chauds et secs, l'excitation de la peau par les vêtements de laine, les bains, lotions, frictions et massages ;

l'exercice de la marche, du cyclisme et des jeux en plein air, l'absence de sédentarité et de surmenage intellectuel, les cures d'eaux minérales (avec les manœuvres thermales que comporte le respect de l'âge) contribueront à mettre en fuite la diathèse arthritique incipiente.

Comme médicaments, je conseille les alcalins, uniquement sous forme d'eaux minérales de Vichy-Célestins ; ensuite, je formule les cachets suivants :

Soufre précipité	0,20
Bioxyde de manganèse	0,10
Benzoate de soude	0,20
Quassine amorphe	0,01
Sulfate de quinine	0,04
M.	

Pour un cachet : deux par jour, quinze jours par mois, à partir de l'âge de six ans.

Les lavements d'eau bouillie tiède, additionnée de chlorure de sodium et de bicarbonate de potasse, me rendent aussi de grands services, s'ils sont partiellement gardés : par eux, on obtient le lavage du sang et la désobstruction utile des viscères épurateurs.

Pour obtenir des résultats préventifs favorables, il faut agir contre l'arthritisme *à teneris unguiculis* : habituer l'économie à comburer et à chasser ses déchets, en assurant le fonctionnement régulier de l'intestin, de la peau, des poumons et de l'appareil urinaire, ce qui est, à la vérité, facile, par les seuls agents de l'hygiène, pour peu qu'on *veuille* et qu'on *sache* utiliser leurs puissances combinées. Soignons donc toujours la *diathèse* : la diathèse, cette vieille marotte française dont parle le trop célèbre Hebra ! la diathèse, mauvaise fée des berceaux...

⁂

A l'état aigu, le *rhumatisme* est aujourd'hui considéré comme une maladie infectieuse, évoluant à la faveur d'un refroidissement brusque, qui vient exalter la virulence bacillaire du sang. Chez l'enfant, le rhumatisme aigu occupe volontiers les articulations de la colonne vertébrale, surtout au niveau du cou. Cela ne veut pas dire qu'il respecte les autres jointures. Toutefois, rarement, la douleur, le gonflement, la rougeur, la chaleur, apparaissent aussi marqués chez l'enfant que chez l'adulte. Il est rare aussi de voir le rhumatisme atteindre l'ensemble d'une articulation : il aime plutôt à se cantonner dans les gaines tendineuses et c'est ce qui nous permet de le différencier des douleurs banales dues à la croissance.

La fièvre n'a pas, non plus, une très grande violence. Quant aux complications du côté du cœur, elles se manifestent 80 fois sur 100 : mais l'endocardite de l'enfance est, à coup sûr, moins grave que celle de l'adulte. Il importe seulement de savoir la dépister. Chez l'enfant, le plus petit rhumatisme, un simple torticolis déterminent une affection cardiaque : mais, bien soignée, l'endocardite peut guérir sans lésion définitive des valvules. La péricardite, qui n'est pas rare non plus, est peut-être d'une gravité plus réelle. Quant au rhumatisme cérébral, c'est une complication heureusement exceptionnelle ; si elle se produit, on en a raison par la méthode des bains froids, plus facilement que chez l'adulte, où elle est, comme on sait, excessivement grave comme pronostic.

Chez l'enfant, le rhumatisme affecte souvent les allures d'une maladie infectieuse épidémique, avec cette différence que, loin de conférer l'immunité, une première atteinte prédispose à des atteintes ultérieures. On voit souvent la crise aiguë débuter par une violente angine avec courbature : ce n'est que quelques jours après que le rhumatisme envahit les articulations, passant capricieusement d'une jointure à l'autre, occasionnant les douleurs les plus vives au moindre mouvement, à la plus légère pression, au plus simple choc. L'enfant prend dans son lit les attitudes qui relâchent le mieux les surfaces articulaires. Des sueurs abondantes et aigres, des urines fortement chargées, un embarras gastrique plus ou moins prononcé, avec aspect blanc laiteux de la langue, accompagnent la floraison rhumatismale.

La durée de l'attaque aiguë varie de dix à vingt jours, suivant l'énergie déployée dans le traitement. Parfois, elle se prolonge plusieurs semaines, surtout s'il survient des complications. En dehors de celles que j'ai signalées, on peut observer aussi la pleurésie et la congestion pulmonaire, qui n'offrent ordinairement pas de gravité spéciale ni de traitement particulier.

Les formes les plus légères et les plus fugaces de rhumatisme articulaire aigu peuvent entraîner, si les attaques se répètent, des déformations articulaires, même chez les enfants les plus jeunes : c'est le rhumatisme chronique, avec ses troubles de sensibilité, ses atrophies musculaires, ses ankyloses, ses lésions d'arthrite sèche.

On évitera les attaques aiguës en préservant les enfants contre le froid et l'humidité ; en leur épargnant les bains froids et même les bains de mer, pour peu qu'ils soient prédisposés au rhumatisme; en renonçant à cette mode absurde des jambes nues, qui n'a absolument rien de rationnel dans nos climats.

L'enfant malade sera tenu au lit ; ses articulations atteintes seront frictionnées avec un mélange, à parties égales, de chloroforme, huile de jusquiame, teinture thébaïque et teinture de belladone, liniment calmant recouvert d'ouate enveloppée de taffetas gommé. A l'intérieur, on prescrira le médicament spécifique du rhumatisme, le salicylate de soude, généralement très bien toléré par l'enfance, à la dose de 2 à 4 grammes par jour, suivant l'âge. Je donne ordinairement, dans un demi-verre d'eau de Vichy, une cuillerée à soupe, toutes les deux heures, de la potion suivante, que l'on renouvelle toutes les vingt-quatre heures :

Eau de menthe poivrée	80	grammes.
Eau chloroformée.	15	—
Extrait de réglisse	15	—
Salicylate de soude.	2 à 4	—

M. s. a.

Lorsqu'on a affaire à des estomacs délicats, qui tolèrent mal le salicylate et ne sauraient en prolonger l'emploi, on peut recourir à l'aspirine, composé salicylé qui se décompose seulement dans l'intestin. Les doses sont les mêmes : le seul inconvénient de l'aspirine est d'augmenter sensiblement les sueurs de l'enfant. Le salophène, la salipyrine rendent aussi certains services. L'existence d'une néphrite albumineuse contre-indique absolument l'emploi de la médication salicylée. Autrement, on continue cette dernière jusqu'à disparition complète de la fièvre et du gonflement articulaire, en diminuant progressivement les doses, au fur et à mesure que l'on voit s'amender les symptômes aigus.

Il faut aussi faciliter, par les lavements et les laxatifs, la liberté du ventre ; instituer un régime alimentaire semi-liquide, composé de lait, bouillon, œufs, jus de viande, potages liquides, purées claires. En cas de complications au cœur, les sangsues, les mouches, la teinture d'iode, les pointes de feu, le sac de glace sur la région précordiale, s'imposent au praticien actif et prévoyant de l'avenir.

La convalescence du rhumatisme articulaire aigu se manifeste par une anémie profonde, due à la destruction des globules rouges. Les pilules de Blancard, l'arséniate de soude, les phosphates assimilables, l'huile de foie de morue, répareront les brèches faites à la nutrition. Un climat tempéré, des douches chaudes, des bains de vapeur térébenthinés préviendront aussi les récidives.

Dans la forme chronique du rhumatisme, je conseille, chez les enfants, tous les matins, un paquet de benzoate de soude et salicylate de lithine, 0,30 à 0,50 de chaque ; avant chaque repas, dix gouttes d'un mélange à parties égales de teinture d'iode et de teinture de colchique, dans un peu de malaga à la quinine. Localement, je conseille les frictions fréquentes, les massages et les électrisations, pour empêcher les déformations articulaires et l'atrophie des muscles.

Voici la formule de mon liniment favori :

Lanoline	60
Essence de wintergreen	40
Gaïacol	1
Terpinol	8
Menthol	2

M.

Le rhumatisme musculaire de l'enfance débute aussi par une angine, suivie de torticolis ou d'autres douleurs musculaires, avec sueurs abondantes. Il faut se borner au traitement par les frictions externes au salicylate de méthyle : on évite ainsi l'obtusion de l'ouïe, les vertiges et la gastralgie qui suivent l'usage interne du salicylate. On pratique, matin et soir, avec une petite brosse douce, une friction de cinq minutes sur l'endroit douloureux, et l'on recouvre d'ouate et de taffetas. L'odeur, parfois gênante, du médicament, sera sensiblement atténuée par l'addition d'un peu d'essence de lavande.

*
* *

La *gravelle urinaire* est un phénomène arthritique qui n'est pas très rare dans l'enfance. Les sédiments urinaires, l'albuminurie et les coliques néphrétiques la caractérisent; l'usage exclusif du lait de femme ou du lait d'ânesse avec quelques paquets de benzoate de soude constituent le traitement. En cas de coliques néphrétiques, les bains tièdes prolongés, les cataplasmes arrosés de chloroforme, les lavements froids au chloral et à l'antipyrine donnent les meilleurs résultats. En cas de *néphrite*, il faut insister sur le régime du lait, des bouillies et des purées sans sel et du pain également sans sel, que l'on peut remplacer par de la pomme de terre bouillie : comme médicaments, la théobromine et l'extrait de feuilles de noyer m'ont fourni de nombreuses guérisons [1].

[1] Voir chapitre VIII, à l'occasion de la scarlatine.

CHAPITRE VII

LES FIÈVRES ÉRUPTIVES

Commençons par la *rougeole*. Il est utile de renseigner exactement les mères sur le traitement rationnel de cette fièvre éruptive et surtout sur les complications, souvent fort graves, qu'elle détermine, principalement du côté des poumons. Les anciens se rendaient parfaitement compte de cette gravité possible, puisqu'ils nommaient la rougeole *morbillus*, ce qui signifie *petite peste*, (diminutif de *morbus*, le mal par excellence). La rougeole, toutefois, peut être très bénigne, moyennement grave, ou très grave : mais elle requiert généralement la surveillance médicale, les insignifiantes pratiques de la médecine domestique ne suffisant pas à la maintenir toujours dans la voie d'évolution normale et bénigne.

De plus, la rougeole étant essentiellement contagieuse, même avant l'éruption, on doit toujours chercher à limiter sa propagation par l'isolement des malades et l'éloignement des bien portants. Ce sont, principalement, les enfants de deux à cinq ans qui sont prédisposés à la contagion.

La rougeole reste latente et inaperçue pendant la dizaine de jours qui constituent la période d'incubation. Onze jours après la contagion, la fièvre apparait, escortée de quelques phénomènes catarrhaux : larmoiement, yeux injectés redoutant la lumière, enchifrènement, éternuement, quelquefois toux rauque. La gorge présente de la rougeur et l'intérieur des joues des taches gris bleuâtre, qui précèdent généralement l'éruption de la peau. La durée de cette période d'invasion est de trois à quatre jours.

A l'apparition de l'éruption, la fièvre tombe momentanément : il est bon de se rappeler cette particularité. L'éruption commence par la face et se généralise, peu à peu, en descendant : elle consiste en macules rosées et irrégulières, qui se réunissent, assez souvent, en placards un peu larges, laissant entre eux quelques intervalles de peau saine.

Après quatre à cinq jours, l'éruption pâlit,

devient bistre et se desquame en écailles si fines, qu'elles sont parfois imperceptibles. Pendant toute la durée de l'éruption, la température fébrile se maintient entre 39° et 40°, avec rémissions matinales assez prononcées.

Toute la gravité de la rougeole réside, habituellement, dans ses complications pulmonaires. Cependant, il existe une forme hémorragique, heureusement très rare, analogue à la forme *noire* de la petite vérole. Il est souvent inutile de s'effrayer outre mesure de la bronchite, si intense soit-elle, toujours concomitante de l'éruption : ce qu'il faut redouter, c'est la *broncho-pneumonie,* apparaissant à la fin de cette période éruptive. On évitera cette fâcheuse complication en veillant à ce que les enfants ne soient pas toujours couchés sur le même côté, ce qui entraine des stagnations pulmonaires du sang (congestions hypostatiques) ; il est donc utile de déplacer souvent les petits malades, de les prendre, de temps à autre, dans les bras ou sur les genoux. L'oppression, l'agitation, les convulsions, la respiration précipitée, avec battements des ailes du nez, contraction du diaphragme et saillie du ventre ; les sueurs visqueuses, les extrémités froides, les palpitations et l'angoisse du cœur, la diminution de sensibilité et la fièvre excessive sont les symptômes prodromiques qui appartiennent le plus ordinairement à la forme grave de cette complication broncho-pneumonique, trop souvent funeste.

On évite les accidents pulmonaires par une sage antisepsie du nez et de la bouche, les ventouses sèches et les sinapismes, les grands bains tièdes avec 500 grammes de farine de moutarde, ainsi que les potions expectorantes, dont voici un type :

Eau de laurier-cerise	100	grammes.
— de mélisse	50	—
Sirop de polygala.	30	—
— de codéine	20	—
Acétate d'ammoniaque.	8	—

M.

(Une cuillerée à café toutes les heures[1].)

On sait, aujourd'hui, que la plupart des infections bronchiques sont dues à des microbes de la bouche, dont la virulence s'exalte et dont les espèces s'associent, pour attaquer lâchement les petits et les faibles, incapables de réagir et de

[1] Voir aussi notre récent ouvrage : « *Les Maladies de la Respiration.*

résister. Plus l'enfant est délicat des bronches, plus les poussées pulmonaires sont chez lui, à redouter ; à plus forte raison, les enfants tuberculeux, les enfants agglomérés (l'agglomération étant toujours une cause d'infection) sont plus aisément et plus rapidement emportés que les autres. Une propreté minutieuse de la peau, de la gorge et des fosses nasales peut beaucoup pour diminuer et la morbidité et la mortalité par broncho-pneumonie infantile : les statistiques des hôpitaux spéciaux sont là, pour le démontrer aux plus sceptiques. Les bains tièdes salés, les lavages de la face et des yeux à l'eau boriquée, les injections de bouche et de gorge au borate de soude, les instillations d'huile mentholée dans les narines sont encore des pratiques faites pour assurer la victoire. Je recommande aussi les inhalations d'oxygène, qui tonifient le cœur et améliorent la qualité du sang envoyé aux poumons. Une petite quantité d'alcool en potion est à conseiller, enfin, pour dilater les vaisseaux et prévenir parfois la fluxion de poitrine imminente.

J'ai parlé, tout à l'heure, de l'utilité des bains. C'est que la rougeole est, assez souvent, une cause d'abcès, de phlegmons, de périostites, d'otites : la propreté parfaite de la peau, non seulement par les bains, mais aussi par les lavages phéniqués, constitue la meilleure assurance contre la production des gourmes, des panaris et autres complications purulentes des petites plaies des téguments (insignifiantes en temps ordinaire), que la rougeole envenime, en quelque sorte.

A côté de la rougeole sérieuse, existent des formes bénignes, même frustes, connues sous le nom de *rubéoles* ou *roséoles*. Ce sont des atténuations morbides, dont la durée est très fugace et qui n'entraînent que peu de fièvre. La puissance de diffusion et de propagation de ces rougeoles atténuées ne paraît pas, à beaucoup près, aussi marquée que celle de la vraie rougeole : mais la rubéole se localise volontiers sur les ganglions lymphatiques du cou et de la face, ce que ne fait pas la rougeole (c'est pourquoi certains auteurs font de la rubéole une maladie à part).

Les cas légers sont hélas ! largement compensés par les cas graves, qui viennent, à tout instant, donner un brutal démenti (surtout au printemps) à ce dogme populaire qui refuse à la rougeole le nom de maladie. Outre la broncho-pneumonie, il y a à craindre l'association de la rougeole avec la coqueluche, avec la diphtérie ; et les complications nerveuses, cérébrales, paralytiques. Un peu plus tard, ce seront des bronchites tenaces, à répétition, préludant volontiers à l'éclosion de la tuberculose, ou donnant un coup de fouet décisif à la réceptivité morbide héréditaire. Il faut, enfin, faire une place assez large aux complications possibles du côté des yeux et les traiter avec énergie, pour épargner aux enfants des cécités partielles.

La contagion de la rougeole est si subtile et si précoce, qu'elle défie et déjoue les procédés habituels de la médecine préventive. C'est ainsi que toute désinfection est, le plus souvent illusoire, parce qu'elle est trop tardive : il en est de même de l'isolement, qu'il faudrait pouvoir effectuer avant l'éruption. D'ailleurs, combien de cas légers passent inaperçus, grâce à leur extrême bénignité ! et pourtant, la contagiosité de ces cas bénins peut engendrer des cas graves ; n'est-ce pas, le plus souvent, une question de terrain ? Si l'on pouvait découvrir un signe *précoce* de diagnostic de la rougeole, avant l'éruption, on limiterait sûrement l'épidémicité infectieuse : car la contagion tardive de la maladie est plutôt rare. Malheureusement, tout ce qu'on a proposé, dans cet ordre d'idées, est fortement sujet à caution.

Dès que la rougeole se déclare, on doit isoler l'enfant dans une chambre vaste, aérée, peu éclairée et saturée de vapeurs antiseptiques : je fais ordinairement pulvériser dans l'atmosphère un mélange d'alcool et d'essences de pin, de thym et d'eucalyptus. Cette pulvérisation est excellemment préservatrice des bronches. On désinfecte la bouche par les badigeonnages de glycérine boriquée et les irrigations d'eau phéniquée faible : la vaseline mentholée et salolée s'applique aux fosses nasales. On évitera également à l'enfant les courants d'air et l'excessive chaleur; on l'alimentera avec du lait et des œufs frais. Afin d'éliminer les toxines de la fièvre, par la peau et les reins largement ouverts, il faut souvent insister pour l'ingestion de grandes quantités de liquides : je donne, ordinairement, à boire aux enfants une décoction faible de quinquina, additionnée d'un peu de malaga et d'un gramme de benzoate de soude par litre, afin d'exercer une action à la fois tonique, éliminatrice et oxydante, c'est-à-dire véritablement *dépurative*, tout en réveillant l'énergie nerveuse et favorisant les fonctions respiratoires.

En cas de laryngite, on appliquera, au devant du cou, des compresses d'eau chaude, recouvertes de taffetas-chiffon et renouvelées toutes les trois heures. En cas de bronchite, les mêmes compresses seront appliquées sur la poitrine, les membres inférieurs étant munis de bottes d'ouate jusqu'à mi-cuisses.

Il faut aussi surveiller la bouche, afin de cautériser les petites ulcérations qui pourraient devenir le point de départ de la gangrène. Il sera bon, également, d'instiller dans les oreilles quelques gouttes de glycérine légèrement phéniquée, afin de prévenir les otites graves.

La convalescence demande encore la surveillance médicale la plus attentive, la continuation des soins antiseptiques des divers organes et l'administration des toniques généraux et des modificateurs du *lymphatisme*. Car cette diathèse, qui a un faible pour le jeune âge, se trouve particulièrement excitée par la rougeole (tous les cliniciens en ont fait, depuis des siècles, la remarque motivée).

∴

La *scarlatine* frappe surtout les enfants de trois à dix ans. Son incubation est bien plus brève que celle de la rougeole, son début plus brusque : des frissons, 40° de température, des vomissements, un pouls très fréquent, du mal de gorge, signalent son invasion, qui est aussi très courte. L'éruption respecte la face et commence, ordinairement, par le tronc : elle consiste en papules souvent discrètes, d'un rouge intense, sans démangeaisons. La langue devient *écarlate* et la saillie de ses papilles lui donne l'aspect d'une fraise. Les urines, rares, foncées, uratiques, coïncident avec l'état fébrile, qui ne s'éteint guère que vers le dixième jour, ordinairement après complète cessation des symptômes pharyngiens. La période de desquamation (soulèvement de l'épiderme, qui se décolle en écailles ou en lambeaux) commence aussi vers cette époque et persiste parfois, vingt jours et davantage.

Dès que la fièvre est tombée, la convalescence arrive ; l'enfant recouvre son appétit et sa gaîté :

mais l'ère des précautions commence, à cause de la susceptibilité de l'enfant au froid, des écarts possibles de régime et des accidents qui en résultent. Il existe, d'ailleurs, des formes malignes, infectieuses, hypertoxiques, inexorables, de la scarlatine. On a même observé son évolution fatale en quelques heures : scarlatine *foudroyante*. Le plus souvent, des accidents nerveux, dus à la congestion du cerveau ou de la moelle épinière, entraînent la mort, dans la scarlatine grave. On a décrit aussi les formes typhoïde, hémorragique ; l'angine se compliquant de diphtérie, de gangrène, d'abcès ganglionnaires, d'otites suppurées.

La complication la plus commune est l'*albuminurie*. Celle du début ne présente aucune gravité. Mais la néphrite tardive, *celle de la convalescence*, est souvent insidieuse et cause, parfois, des symptômes d'urémie fort alarmants. Le rhumatisme articulaire apparaît aussi vers le vingtième jour, sans présenter de caractère habituellement grave. Les complications respiratoires et cardiaques sont peu fréquentes.

On n'a pas isolé encore le germe de la scarlatine : on suppose que c'est un *streptocoque*, dont les amygdales seraient les portes d'entrée dans l'organisme. La maladie est transmissible à toutes ses périodes, mais surtout à sa période de desquamation : le contage, très prononcé, très tenace, conserve fort longtemps sa vitalité, ce qui légitime à son égard, toutes les précautions. Il faut songer non seulement à la désinfection de la peau, du linge et de la literie, aux bains et aux frictions grasses ; mais aussi pratiquer l'antisepsie de la gorge par les gargarismes, irrigations et pulvérisations rigoureusement formulées.

D'ailleurs, la scarlatine aime la gorge et y exerce souvent des ravages tels qu'une désinfection soignée s'impose. Les attouchements au jus de citron ou à l'eau oxygénée, les grands lavages avec une solution de sulfophénate de zinc, au millième (ou phénosalicylique), la désinfection des fosses nasales par la vaseline mentholée, possèdent une action préventive des plus utiles au traitement.

On ne saurait trop se méfier de la contagion des squames : on a vu souvent des livres, des jouets, des lettres transmettre la scarlatine d'un convalescent à un individu sain. Tout scarlatineux doit être soumis à un rigoureux isolement, tant que dure la desquamation, (c'est-à-dire une quarantaine de jours), dans un local clair et spacieux, dépourvu de tapis et de tentures, maintenu à une température constante de 16 à 18° centigr. On lui donnera des bains chauds savonneux, quotidiens, d'une quinzaine de minutes, dès l'apparition de l'éruption. Ces bains seront continués pendant la convalescence et suivis d'onctions avec la vaseline phéniquée, pour faciliter une desquamation aseptique.

Dans les formes simples de la scarlatine, tout le traitement se borne à des moyens hygiéniques et du séjour au lit, pour éviter les refroidissements, générateurs du rhumatisme et de la néphrite. Au sujet de cette dernière complication, la prescription du régime lacté, jusqu'à chute complète de la fièvre, constituera une excellente précaution. On continuera, ensuite, jusqu'au quarantième jour, et même au delà, un régime doux, exclusivement composé de farine Nestlé, œufs frais, crèmes renversées, légumes verts, un peu de volaille ou de viande tendre bien cuites. Il est bon de donner toujours aussi quelques boissons capables de pousser à l'élimination des toxines par les urines : décoction faible de quinquina gris ou infusion légère de fleurs de genêt additionnées de benzoate de soude; grands lavements salés, etc.

Le lait est un véritable *médicament* pour le scarlatineux : il assure l'élimination du poison et préserve de la néphrite albumineuse. Il faut aussi frictionner souvent la peau du malade avec la pommade :

Axonge benzoïnée.	30 gr. de chaque.
Vaseline boriquée.	
Glycérolé d'amidon.	
Acide tartrique.	0,50 de chaque.
— phénique.	
— thymique	
M.	

Cette pratique antiseptique présente, en outre, le grand avantage d'éviter la dissémination des squames contagieuses.

Parmi les médicaments, les meilleurs sont : la belladone, la quinine et l'antipyrine, que l'on peut réunir en pilules ou cachets. En cas de fièvre forte, on aura recours au bain froid. En cas de dépression et de collapsus du cœur, on donnera trois fois par jour, dix gouttes du mélange :

Esprit de Sylvius	20
Teinture de scille	15
— de digitale	10
M.	

Contre la néphrite, on appliquera des ventouses sèches fréquentes sur la région lombaire et l'on prescrira un peu de rhubarbe et d'aloès : si l'albuminurie ne décroît pas à la suite de ce traitement, on donnera alors de grands lavements salés, la théobromine, les injections sous-cutanées de pilocarpine. Il va sans dire que le lait de bonne qualité, le séjour au lit ou à la chambre (dont on peut diminuer les périls anémiants par le moyen des inhalations d'oxygène) compléteront utilement la cure de l'albuminurie scarlatineuse. La bouche et la gorge des malades seront constamment nettoyées avec une solution boriquée additionnée de benzoate de soude.

On arrêtera les vomissements par une potion au bromure, menthol et chloroforme et par des pulvérisations de liqueur d'Hoffmann sur l'estomac ; les hémorragies par la potion suivante :

Sirop de cannelle.	200
Teinture d'hamamelis	20
Ergotine	10
Chlorure de calcium.	5
M.	

(Une cuillerée à soupe ou à café, toutes les 3 heures, suivant l'âge).

On peut prévenir, parfois, la néphrite grave, par les cachets de terpine, calomel et salol, de 0,05 à 0,20 de chaque, 2 à 3 fois par jour, selon l'âge. S'il y a des tendances urémiques, (la scarlatine est, hélas ! une maladie à surprises), il ne faut pas hésiter à pratiquer une saignée, suivie d'injections de sérum artificiel.

Le rhumatisme scarlatineux est justiciable, comme l'autre, de la médication salicylée : mais si l'urine semble tant soit peu albumineuse, on s'abstiendra de donner le salicylate par la bouche et on se contentera d'immobiliser dans l'ouate les articulations, préalablement frictionnées avec un mélange d'huile de jusquiame et d'éther méthylsalicylique (agiter avant usage).

Contre les angines à fausse membrane, rien ne vaut les applications locales de jus de citron, faites à l'aide de petits bourdonnets d'ouate hydrophile. On fait aussi avaler facilement aux patients un petit fragment de glace, toutes les dix minutes, ce qui diminue notablement la douleur, la congestion et la dysphagie : car les enfants indociles ne se prêtent guère aux irrigations, aux pulvérisations, et encore moins aux gargarismes et lavages des fosses nasales. Souvent aussi, il est bon de tonifier les malades par une potion de Todd au quinquina, de la gelée de pieds de veau au rhum, du consommé bien chaud additionné de bordeaux vieux, etc., etc.

∴

La *variole*, jadis redoutable, aujourd'hui rare et atténuée, est la fièvre éruptive inoculable par excellence et très contagieuse, surtout à la période des pustules et des croûtes.

Son incubation dure une douzaine de jours. Son invasion s'annonce par des nausées, des vomissements, du mal de tête, du lumbago, une courbature générale et quelquefois des convulsions. C'est vers le 6e jour que les papules de l'éruption revêtent la forme vésiculeuse (déprimée au centre), caractéristique. La dessiccation se fait vers le 10e jour. La fièvre dépasse 40° jusqu'à l'éruption : elle reparaît ensuite, moins violente généralement, au moment de la suppuration. Dans les varioles *confluentes*, la peau se recouvre d'un masque noirâtre, fétide et prurigineux, dont la chute dure jusqu'au 40e jour, en général, et est suivie, pendant plusieurs semaines parfois, de taches violacées, sans préjudice des cicatrices du derme, souvent indélébiles.

Les formes légères ou abrégées de la variole, les *varioloïdes*, *petites véroles volantes*, n'ont que fort peu de pustules et point de fièvre de suppuration. Les varioles *malignes*, au contraire, s'accompagnent de complications hémorragiques (varioles noires), d'accidents nerveux graves, de lésions du cœur, des poumons, des articulations. La mortalité par variole est fréquente principalement chez les enfants de moins d'un an qui n'ont pas été vaccinés.

Les microbes pyogènes infectieux possèdent, alors, toute l'intensité de leur redoutable pouvoir virulent : l'endocardite, l'albuminurie, la méningite, l'entérite, la gangrène de la bouche, les complications nécrotiques du côté de l'œil, de l'oreille, du larynx, sont fréquemment à déplorer. Il faut ordinairement se méfier du saignement de nez chez les varioleux : il est souvent prémonitoire de la forme hémorragique. Enfin, il n'est pas rare d'avoir à soigner, pendant la convalescence, des poussées de furoncles ou de phlegmons interminables.

Le meilleur traitement de la variole consiste

à administrer, trois fois par jour, dans un peu d'eau sucrée, vingt gouttes d'éther sulfurique, dix gouttes de perchlorure de fer liquide et cinq gouttes de laudanum (pour un enfant de huit ans) : de frictionner le dos et les reins avec un liniment chloroformé ; de donner des lavements et des bains tièdes, du lait coupé d'eau d'orge en abondance, un peu de champagne ou de vin de quinquina coupés d'eau. Les lotions et pansements au sublimé limitent la pustulation et empêchent l'infection purulente de ravager la peau. Sur le visage l'emplâtre de Vigo salolé évitera, le plus souvent les cicatrices varioliques.

Quoi qu'on fasse, la variole hémorragique d'emblée est généralement mortelle. Comme elle frappe 50 p. 100 de non vaccinés, 5 p. 100 seulement de vaccinés, il est facile de conclure à la nécessité indispensable des pratiques vaccinales. On peut aussi essayer, contre la variole noire, les inoculations de vaccin à haute dose et les injections de sérum gélatiné.

Il faut éviter aux petits varioleux une chaleur excessive et préserver avec soin leur bouche (solution boriquée chaude) et leurs globes oculaires (glycérolé d'amidon.)

L'emploi de la lumière rouge pour le traitement des varioleux, regardé longtemps comme une tradition superstitieuse, est aujourd'hui parfaitement admis par la science. En faisant filtrer la lumière à travers des carreaux ou des rideaux rouges, de manière à intercepter toute radiation chimique, on supprime la suppuration, on prévient les marques cicatricielles de la variole. Finsen compare la peau du varioleux à une plaque photographique, qu'altère l'arrivée du moindre rayon chimique : la lumière, pour être efficace, doit donc être *exclusivement rouge* et cela, dès le début de l'éruption.

La prévention de la variole réside presque entièrement dans les pratiques vaccinales ; leur diffusion a considérablement atténué sa gravité épidémique. Tout individu non vacciné est devenu un péril ; tout vacciné, une barrière. La portée de la vaccination est donc plus qu'individuelle : elle est sociale, elle est humaine. En 70-71, l'armée allemande, dont tous les soldats étaient revaccinés, perdit 300 hommes de la variole, tandis qu'elle nous tuait 2,500 de nos compatriotes, non préservés par une vaccination préventive. Le pouvoir préservatif du vaccin n'est, d'ailleurs, que temporaire ; il demande à être renouvelé tous les huit ou dix ans.

La vaccination n'est pas toujours une opération indifférente, exempte de toute innocuité. Dernièrement encore, on a signalé, à l'Académie de médecine, plusieurs observations de syphilis vaccinales survenues à Paris, du fait d'un vaccin humain choisi ! Ce sont les faits de cette nature qui ont peu à peu, et malgré les oppositions officielles, jeté le discrédit (qui pèse actuellement) sur la vaccination humaine de bras à bras. Mais on a cité aussi des cas d'infection putride dus à du vaccin de génisse plus ou moins altéré. Les enquêtes scientifiques, récemment prescrites chez nos voisins d'outre-Manche, sont loin d'être toujours favorables aux opérations vaccinales, qui ont besoin (à notre humble avis) d'être sévèrement surveillées pour rester innocentes.

Disons aussi que la vaccination est le meilleur remède à diriger contre les *angiomes* (tumeurs érectiles, taches de vin, etc.), assez fréquents chez les enfants. En vaccinant, dès la naissance, ces petites tumeurs de la peau, on les atrophie plus sûrement qu'avec tout autre traitement.

⁂

Un mot sur la *varicelle*, éruption contagieuse, bénigne ou prurigineuse, avec fièvre, courbature et embarras gastrique. La varicelle se signale par des vésicules serties de rouge, un peu plus grosses qu'une tête d'épingle et formant croûtelles après rupture. La varicelle est la plus bénigne des fièvres éruptives : elle semble tout à fait distincte de la variole. Le séjour au lit, la diète liquide, les bains tièdes, un peu de calomel, suffisent contre elle la plupart des cas. On doit aussi calmer les démangeaisons par une poudre composée de talc, oxyde de zinc, acide borique et menthol porphyrisés. On aura soin d'examiner toujours les urines, au point de vue de l'albuminurie, que l'on traitera par la diète lactée et les pilules suivantes :

Extrait de quinquina 0,20
Arséniate de fer 0,01
M. pour une pilule. Une à 3 par jour selon l'âge.

⁂

L'*érysipèle* est un fièvre éruptive, épidémique

et contagieuse, qui pénètre dans l'organisme à la faveur d'une fissure quelconque de la peau et des muqueuses. Frissons, vomissements et embarras gastrique ouvrent la scène : puis, apparait un point chaud et engourdi, avec engorgement des ganglions voisins. La peau devient rouge, tuméfiée, brûlante et douloureuse : le dépouillement de l'épiderme s'opère du 7° au 9° jour. Il n'est pas rare, toutefois, de voir l'érysipèle *gagner de proche en proche* (comme l'indique son appellation étymologique), et ramper, pour ainsi dire, successivement d'un point à l'autre de la peau. Il débute souvent par le nez ou la gorge, pour envahir ensuite la face et le cuir chevelu : il respecte le menton et tuméfie considérablement les paupières. Chez le nouveau-né, l'érysipèle affecte souvent un caractère des plus malins, *avec point de départ sur la plaie du cordon ombilical.*

A l'inverse des autres fièvres éruptives, une première atteinte d'érysipèle, loin de conférer l'immunité ultérieure, prédispose, au contraire, à des décharges morbides intermittentes, récidivant sous l'action de la moindre écorchure : ce qu'on observe principalement chez les enfants lymphatiques, à grosses lèvres fissurées. Empressons-nous d'ajouter que l'érysipèle *à répétition* est, d'ordinaire, de moins en moins grave : il est dû, évidemment, à la persistance virulente des microbes dans les vaisseaux lymphatiques (*microbisme latent*, facilitant les réinoculations). L'agent provocateur de l'érysipèle est, aujourd'hui, d'ailleurs, bien connu : c'est le *streptocoque*, dont la présence développe, dans le tissu cellulaire, œdème et congestion.

Le mal ne disparait que lorsque le sujet est vacciné, en quelque sorte, par l'imprégnation virulente. L'action préventive de la levure de bière peut être utilisée avec succès contre ces récidives.

Pour empêcher le développement de l'érysipèle, il faut avoir soin des plaies les plus minuscules et cicatriser toujours, particulièrement chez les enfants, les gerçures de la face, les croûtes du nez, l'herpès des lèvres, l'eczéma du conduit auditif, les adénoïdes de la gorge ; ainsi l'on ferme les portes à l'exanthème. C'est par l'antisepsie et par l'asepsie opératoire que l'érysipèle a été expulsé des services chirurgicaux. On sait aujourd'hui que la fièvre puerpérale reconnait le même agent causal que l'érysipèle : on redoublera donc de précautions pour mettre la femme en couches à l'abri de la contagion du streptocoque. On protégera, du même coup, le nouveau-né.

Le signe caractéristique de l'érysipèle est une tuméfaction rouge foncé et douloureuse, limitée par des bords formant un relief sensible à la vue et au toucher.

Dès que le mal est constaté, il faut administrer un purgatif salin, suivi de cachets de quinine et d'antipyrine, afin de combattre l'embarras gastrique et d'atténuer le mal de tête, souvent atroce dans certains cas. Il faut aussi soutenir les forces par le lait, le bouillon, le champagne, la potion de Todd à l'extrait de quinquina. Localement, on enduira, deux fois par jour, la plaque érysipélateuse avec la vaseline salolée, que l'on poudrera d'un mélange de talc et d'oxyde de zinc.

Les pulvérisations d'éther camphré, additionné de 1 p. 100 de sublimé, sur le bourrelet qui entoure l'érysipèle, semblent avoir l'avantage d'empêcher l'inflammation de franchir ses limites. Je les préfère, de beaucoup, dans ma pratique, aux injections sous-cutanées d'acide phénique ou de sérum antistreptococcique; s'il existe de l'albumine dans les urines, on exigera la diète lactée absolue, afin de favoriser la sortie immédiate des toxines dangereuses.

En cas d'érysipèle très douloureux, les compresses d'eau chaude additionnée d'un peu d'eau oxygénée donnent d'excellents résultats.

En cas de délire, de fièvre grave, d'adynamie profonde, les bains à 28°, répétés deux fois par jour, représentent le meilleur traitement général à conseiller.

L'érysipèle possède parfois une heureuse influence révulsive sur certaines maladies ulcéreuses, graves et rebelles de la peau, où il s'est montré supérieur, à coup sûr, aux médications les plus éprouvées : c'est ce fait (assez souvent constaté), qui donnerait peut-être un certain avenir aux cultures de streptocoques considérées comme méthode de traitement. Le streptocoque, d'ailleurs, n'est pas seulement coupable de causer l'érysipèle et la fièvre puerpérale : certaines broncho-pneumonies, angines, péritonites, méningites même, sont d'origine streptococcique reconnue.

*
* *

Ajoutons, pour terminer ce chapitre des fièvres

éruptives, que le poison infectieux n'est jamais ici qu'un des facteurs : pour agir, il lui faut un organisme en état d'opportunité, de réceptivité morbides. C'est donc surtout en soignant préventivement les constitutions affaiblies, prédisposées, que nous annihilerons la prétentieuse puissance des agents infectants. Le microbisme, qui devait tout révolutionner, en médecine, nous ramène donc à l'hippocratisme, en démontrant la suprématie décisive de l'organisme, dans la genèse comme dans la guérison des maladies en apparence les plus exogènes.

Nous sommes, dès notre naissance, les seuls artisans de nos maladies : l'élément accidentel ou contagieux n'est vraiment redoutable que sur un terrain préalablement préparé à le recevoir, propre à féconder et à faire fructifier les germes morbides dans notre milieu organique.

CHAPITRE VIII

LES OREILLONS

Les oreillons représentent une maladie infecto-contagieuse d'une espèce très voisine des fièvres éruptives. Ordinairement localisés sur la glande parotide, ils confèrent l'immunité par une première atteinte. Exceptionnels avant l'âge de trois ans, les oreillons s'observent surtout entre cinq et seize ans et fréquemment sous forme d'épidémies saisonnières coïncidant avec la rougeole et avec les états catarrhaux. On les trouve décrits dans les livres médicaux les plus anciens, et notamment dans Hippocrate. Le sexe féminin et le tempérament lymphatique semblent prédisposés aux oreillons. L'incubation du mal dure généralement de quinze à vingt jours. Un léger frisson, un certain malaise, avec état fébrile et douleur de gorge, parfois aussi quelques vomissements, signalent, vingt-quatre heures d'avance, l'invasion du gonflement parotidien. Le malade se plaint alors de souffrir au niveau de l'angle de la mâchoire : bientôt la région parotidienne se tuméfie, sous la forme d'une saillie bombée et pâteuse, ordinairement dénuée de rougeur. Bref, après une période d'état de 4 à 5 jours, la tuméfaction diminue et disparait entièrement du septième au dixième jour.

La tuméfaction est toujours bilatérale : pas plus en pathologie qu'en grammaire, les oreillons n'ont de singulier. C'est, en général, la parotide du côté gauche qui s'enflamme la première. On ignore pourquoi. Mais les deux glandes sont prises inégalement et toujours successivement. Leur boursouflure fluxionne et déforme étrangement les traits, en élargissant d'une façon grotesque le bas du visage. Assez souvent, l'endolorissement de la région est assez marqué pour contracturer les mâchoires de l'enfant et lui rendre la déglutition assez difficile. Il arrive aussi que les autres glandes salivaires sont prises par la fluxion ourlienne. En même temps, la bouche est congestionnée, rouge, sèche et chaude. L'abattement et la fièvre, ordinairement modérés chez les enfants, subsistent durant quelques jours; mais la convalescence s'établit ordinairement très vite lorsqu'il s'agit des formes légères de la maladie, de beaucoup les plus fréquentes dans le jeune âge.

C'est après la puberté que les oreillons affectent parfois un caractère sérieux et même grave. Ils s'accompagnent d'un gonflement plus franchement œdémateux, plus diffus, avec prise des ganglions de la région et revêtent aussi des symptômes généraux assez marqués. De plus, à l'étape salivaire de la maladie succède, volontiers, une étape génitale, sous la forme d'orchite ourlienne chez les garçons, d'ovarite et de mastite chez les filles. C'est le corps de la glande génitale qui est atteint par le germe infectieux, dont le processus semble, d'ailleurs, beaucoup plus congestif qu'inflammatoire : l'épididyme est presque toujours respectée. Les adolescents souffrent beaucoup de cette orchite, qui s'accompagne de collapsus, d'anxiété, de face grippée, refroidissement des extrémités, fièvre violente, pouls petit et fréquent, parfois même vomissements, dus à une participation probable du péritoine à l'inflammation testiculaire. Par bonheur, il n'y a, la plupart du temps, qu'un testicule de pris : car on sait que l'orchite ourlienne, d'un gonflement rapide qui débute au 8e au 10e jour des oreillons, est presque constamment suivie d'atrophie de la glande, c'est-à-dire de suppression de la puissance virile qui s'y rattache. Cette atrophie parait s'opérer par une régression graisseuse spécifique, beaucoup plus marquée que dans toute autre variété d'orchite aiguë.

Parmi les autres complications des oreillons, il faut signaler : l'engorgement mammaire chez l'homme (principalement à la puberté, alors qu'il s'opère un certain mouvement fluxionnaire sympathique du côté de cette région) ; la néphrite albumineuse avec urémie possible ; les diverses inflammations des poumons et du cœur ; les accidents nerveux de forme méningitique, analogues à ceux de la pneumonie : quelquefois aussi des érythèmes, des complications inflammatoires du côté de l'intestin et même de l'estomac. Les oreillons revêtent aussi parfois, le masque typhoïde. Enfin, on a signalé des paralysies, des polynévrites consécutives à certaines formes graves et des cas de surdité par otite moyenne, précédée de vertiges et de bourdonnements, peu de jours après l'invasion des oreillons : cette otite ourlienne résiste aux meilleurs traitements et se propage assez promptement au labyrinthe, ce qui nous rend compte de sa haute gravité pronostique. Quelques cas, signalés, d'œdème de la glotte, obligent encore le praticien à certaines réserves pronostiques.

Le traitement des oreillons ressemble assez à celui des fièvres éruptives, avec lesquelles il affecte tant d'analogies pathologiques. On conseillera le repos au lit ou à la chambre, pendant dix à quinze jours, surtout au cours de la saison froide (après avoir rassemblé l'histoire de 117 épidémies, Hirsch indique le mois de janvier et les vicissitudes du froid humide de l'hiver comme les conditions causales de beaucoup les plus fréquentes). On fera prendre aux enfants des tisanes chaudes sudorifiques, du bouillon de veau ou de poulet en abondance.

Je conseille, trois fois par jour, des frictions locales chaudes avec le mélange suivant : huile de camomille camphrée 60, huile de jusquiame 40, huile morphinée 20, terpinol, 5 grammes : mélange essentiellement calmant et résolutif, que l'on recouvre, après friction, d'une bonne couche de coton cardé et non hydrophile. L'enfant doit être isolé pendant le cours de sa maladie, pour éviter tout contage. On lui donnera une alimentation semi-liquide, et même, si l'ouverture de la bouche est difficile, on lui fera boire du lait au chalumeau, une petite tasse toutes les heures. Pour parer aux complications régionales, il est rationnel de pratiquer l'antisepsie buccale au moyen de lavages, gargarismes et pulvérisations d'eau phéniquée au centième et d'introduction nasale d'une pommade borico-mentholée.

Au début des oreillons, une purgation saline légère avec deux cuillerées à café de phosphate de soude dans une tasse de thé léger bien sucré, aura raison de la constipation et de l'infection gastro-intestinale théorique. Tous les deux ou trois matins, on pourra recourir à un verre d'Hunyadi-Janos. Il ne faut pas faire de médication antipyrétique si l'état fébrile reste modéré (ce qui est la règle dans les neuf-dixièmes des cas d'oreillons). Car il est à présumer qu'un certain degré de fièvre est utile, pour favoriser la *phagocytose*, c'est-à-dire la destruction des microbes par nos cellules vivantes. Ne contrecarrons donc pas cet effort de la nature. Mais, si la température fébrile dépasse 39° ou si la fièvre affecte une certaine continuité (au point d'être la même le matin que le soir) il est nécessaire d'avoir recours à la quinine.

En cas d'état saburral prononcé, un vomitif est tout indiqué.

Contre la sécheresse de la bouche, je recommande l'infusion de jaborandi additionnée de 2 grammes de sel de Berthollet : ce sel me paraît surtout désigné comme remédiant, à la fois, à la stomatite et à l'algie parotidienne : il ne détermine aucune intolérance perturbatrice et, grâce à son élimination rapide, il ne donne à redouter aucune accumulation. Dans les formes graves et ataxo-adynamiques, il ne faut pas hésiter à administrer les antiseptiques internes et surtout le bétol, afin de neutraliser les toxines microbiennes pyrétogènes et de modérer l'excessivité des combustions organiques. On fera bien aussi, selon la méthode de Bouchard, de donner, à titre de défervescent, l'*acide salicylique* (10 à 15 centigrammes par jour) qui semble posséder aussi une action anti-rhumatismale, dirigeable contre l'élément fluxionnaire et catarrhal de la maladie. Disons, en passant, que rien n'est plus facile à administrer, chez les enfants, que cet acide, dont on dissimule très bien le goût dans un peu de bouillie sucrée, de confiture ou de chocolat épais.

Cela n'empêche pas (dans certains cas ataxo-adynamiques rebelles) d'aider ces divers moyens du maillot humide, afin de stimuler utilement les centres nerveux régulateurs du calorique animal et de solliciter les réactions réflexes favorables à la restitution organique *ad integrum*.

La condition primordiale pour prévenir l'orchite chez les adolescents, c'est le repos, loin du refroidissement, le port d'un bon suspensoir, la continuation des diaphorétiques, les boissons poussant à la diurèse. Je conseille, en outre, chaque matin, 3 à 5 centigr. de calomel et, avant chaque repas, un milligram. de *pilocarpine*, dont on connait l'action élective sur les glandes salivaires. Si l'orchite se déclare, on relèvera les bourses par une planchette ouatée reposant sur les cuisses et l'on appliquera sur la partie engorgée un cataplasme de morelle bien chaud et fréquemment renouvelé. Parfois, en stimulant, par les électrisations bien faites, les parties malades, j'ai pu réussir à rappeler la fluxion parotidienne, ce qui débarrasse naturellement les testicules. J'ai aussi employé avec succès les badigeonnages avec un mélange de teinture de belladone, de salicylate de méthyle et gaïacol synthétiques; il faut les faire légers et fréquemment répétés. On évite l'atrophie testiculaire par l'hypophosphite de strychnine, les bains sulfureux salés, la faradisation périnéale, la révulsion parotidienne avec le liniment sinapisé. En cas de métastase cérébrale, les bains sinapisés complets, les sangsues mastoïdiennes, le calomel et les vésicatoires pourront juguler la méningite menaçante.

La prophylaxie des oreillons est bien illusoire, lorsqu'on songe à la longueur de l'incubation et à la brièveté de la contagiosité, qui semble se réaliser surtout par l'haleine. Mais cela ne veut pas dire qu'il faille renoncer, dans les écoles, à l'éviction, à l'isolement, à la désinfection. M. Laveran prétend avantageux, pour un enfant, d'avoir les oreillons, qui lui confèrent l'immunité future, à un âge où le testicule, encore en sommeil, ne saurait être touché par le virus morbide : cette opinion fait trop bon marché des autres complications possibles, ainsi que du coup de fouet donné à la pandémie ourlienne par le nihilisme prophylactique. L'isolement des malades, la propreté du milieu scolaire, la suppression de l'humidité des locaux, des lits et des vêtements sont conseillés par une hygiène rationnelle : nous n'y faillirons pas.

CHAPITRE IX

LES AFFECTIONS DE LA BOUCHE

Ces affections (ou *stomatites*) sont très fréquentes dans l'enfance, à cause de la multiplicité des microbes qui prolifèrent dans l'étuve humide de la bouche, de la fermentation facile des nutriments lactés et de la faible résistance des muqueuses jeunes. Les stomatites sont superficielles ou profondes : dans les premières (le *muguet*, par exemple) il n'existe ni adhérences, ni saignements, ni plaies, tandis que dans les secondes (*aphtes*, *noma*) il se fait des ulcérations, surfaces dénudées et saignantes, avec odeur fétide de l'haleine et réaction générale plus ou moins prononcée.

On préviendrait sûrement les stomatites par les lavages boriqués fréquents, pratiqués notamment après les tétées ou les repas.

Les *aphtes* (stomatite folliculeuse) représentent une affection fréquente apparaissant sous forme d'une éruption de lentilles transparentes et d'un blanc grisâtre, dont l'ouverture laisse une petite plaie vive. Le lait impur ou acide, le biberon mal tenu, les poussées dentaires, l'alimentation prématurée et, plus tard l'alcool, les épices, les friandises de qualité inférieure, représentent les causes occasionnelles des aphtes.

Il est des auteurs qui croient à la contagion possible, par le lait, de la fièvre aphteuse (ou *cocotte*) familière à l'espèce bovine. Cette origine n'est pas encore admise comme un fait démontré, mais cela n'empêchera pas de se prémunir avec soin contre le mauvais lait.

L'aphte cause une douleur vive, cuisante, mordicante, avec souffrance de la mastication et de la déglutition, haleine fétide, parfois engorgement des glandes sous-maxillaires, si l'enfant est lymphatique.

Outre certaines constitutions épidémiques prédisposantes, il est avéré que le dérangement des fonctions digestives prépare cette manifestation herpétiforme, sorte d'infection buccale très atténuée.

Le meilleur traitement des aphtes est la cautérisation avec une pointe de nitrate d'argent mitigé : cette petite opération calme la douleur, permet la mastication et abrège sensiblement la durée de l'éruption. Pour prévenir ses récidives et modifier utilement la muqueuse, je pratique, à l'aide d'une poire, des injections buccales d'eau phéniquée au millième et je badigeonne les points douteux avec le collutoire :

Glycérine redistillée.	60
Teinture de myrrhe	10
Chlorate de soude	9
Acide salicylique.	1
M.	

Il est indispensable aussi de veiller au régime et de donner quelques laxatifs.

Contre les *gingivites*, rien ne vaut une légère cautérisation d'acide chromique, s'il y a ulcération. S'il y a seulement gonflement, on badigeonnera avec :

Alcoolé de cochléaria.	40
Teinture d'iode	10
— de ratanhia.	8
Hydrate de chloral.	2
M.	

On constate, parfois, chez l'enfant, la stomatite *mercurielle*, à la suite d'administration du calomel à dose fractionnée : le traitement précédent des gingivites s'applique, alors, fort bien. S'il y a *glossite* profonde (inflammation de la langue), la glace, les sangsues sous-maxillaires, les scarifications, sont souvent indispensables.

Le *muguet* ou stomatite *crémeuse*, est un mal parasitaire, causé par la végétation cryptogamique d'une sorte de mousse, l'*oïdium albicans*, de l'espèce des saccharo mycètes. L'acidité de la salive est la condition indispensable de la prospérité de ces touffes blanchâtres, souvent limitées à la langue : leur dépôt crémeux s'enlève aisément, mais se reproduit de même. Le muguet est une affection sérieuse et souvent secondaire chez les victimes de l'allaitement artificiel et des farinages sucrés ; il est grave surtout s'il survient au cours d'une diarrhée cholériforme, d'une fièvre typhoïde ou de la tuberculose.

Il survient, parfois, d'emblée, chez un nourrisson chétif, amaigri, vicieusement alimenté, terrain éminemment propice à l'ensemencement des champignons. Alors, la bouche de l'enfant devient chaude et s'enduit d'un semis de points blancs, qui parsèment la langue, la face interne des joues et la gorge ; le muguet peut, de là, passer au travers du corps et déterminer les irritations gastro-intestinales les plus graves, surtout pendant les mois chauds ; l'enfant, alors, refuse de manger, bave, vomit et souffre de selles incessantes. Il faut se hâter de le traiter énergiquement.

On pratique, d'abord, des lavages, toutes les heures, avec une solution concentrée de bi-borate de soude dans une infusion tiède de menthe poivrée. Si le muguet résiste, on a recours, le second jour, au lavage suivant :

Décocté de quinquina rouge.	1 litre.
Teinture de pyrèthre	30 grammes.
Saccharine.	2 —
Nitrate d'argent	1 —

On s'applique, en même temps, à relever, par tous les moyens, la nutrition générale. Comme précautions hygiéniques, on interdit l'usage du suçon et du biberon, les boissons sucrées, les collutoires au miel (avantageusement remplacés par la glycérine boratée). Parfois, le lavage de l'estomac à l'eau alcaline, suivi de quelques centigrammes de benzo-naphtol et de bétol, mélangés au lait, contribue à la guérison définitive.

La *stomatite ulcéreuse*, de toutes la plus grave, appelée aussi stomatite *gangréneuse*, gangrène de la bouche ou *noma*, est une complication assez fréquente des fièvres éruptives malignes. Elle donne lieu à une salivation excessive, accompagnée d'odeur horrible et entraîne parfois la mort par *septicémie* (déglutition des lambeaux mortifiés), par hémorragies d'importants vaisseaux, par phlébite et surtout par broncho-pneumonie.

Contre le noma, je conseille d'alterner, d'heure en heure, les lavages de la bouche avec :

1° Eau d'orge	250	grammes.
Alun calciné	15	—
Miel rosat	30	—
M.		
2° Infusion de coca	250	grammes.
Glycérine pure	25	—
Chlorate de potasse	15	—
M.		

Le coaltar saponiné Le Beuf est aussi excellent.

Il faut cautériser les points gangréneux au thermo cautère ou au nitrate acide de mercure et y appliquer de l'ouate hydrophile imbibée d'eau oxygénée ou de permanganate potassique au millième. A l'intérieur, il faut donner, dans du vin de quinquina au malaga, 2 à 6 grammes de chlorate de potasse par jour, et traiter aussi la bronchite et l'entérite concomitantes. Dans les cas où l'alimentation par la bouche devient insuffisante, on essaiera d'y suppléer par les lavements de peptone et par les injections de sérum artificiel.

CHAPITRE X

LES MAUX DE GORGE ou ANGINES

Les *angines* occupent les organes situés entre la bouche et les fosses nasales; elles offrent toutes ce caractère commun de provoquer une douloureuse difficulté de la respiration et de la déglutition. Le pharynx et les amygdales sont souvent pris simultanément, et leur état inflammatoire donne lieu à des symptômes assez analogues : sécheresse et douleur à la gorge, gêne pour avaler, parler et respirer, toux gutturale, salivation visqueuse, haleine fétide, douleurs dans l'oreille, embarras gastrique concomitant. La souffrance à la déglutition est très violente dans l'amygdalite aiguë, avec cette particularité que les déglutitions successives deviennent de plus en plus faciles, le volume de l'amygdale diminuant à chaque compression, par une sorte de massage.

Certaines angines *arthritiques* sont le triomphe de la médecine : elle disparaissent comme par enchantement, pour peu qu'on obtienne du sujet quelques mouvements de déglutition avec un bol alimentaire un peu copieux et dur.

La salivation abondante et la grande difficulté d'ouvrir la bouche signalent l'amygdalite suppurée. En traitant, de bonne heure, par les gargarismes et les cataplasmes bien chauds, cette forme phlegmoneuse des angines, on arrive fort bien à la faire avorter.

L'*amygdalite aiguë* est extrêmement fréquente de cinq à quinze ans : elle affectionne certains sujets, certaines familles, avec prédilection et les atteint, de préférence, au printemps et à l'automne, entre-deux humides et froids des saisons. Des frissons, un peu de fièvre, du mal de tête, de la perte d'appétit, une tendance à avaler fréquemment, par suite de salivation, précèdent l'amygdalite, presque toujours unilatérale, ou, du moins, plus prononcée d'un côté que de l'autre. Le mal évolue en une semaine environ et se termine par l'ouverture naturelle de l'abcès, à moins que l'art ne soit forcé d'intervenir, ce qui abrège avantageusement la durée de l'amygdalite et diminue son intensité. Le bistouri est loin, d'ailleurs, d'être toujours nécessaire : un simple vomitif remplit volontiers, mécaniquement, l'office évacuateur. Comme gargarismes, les meilleurs sont ceux avec la tisane de gaïac salicylée ou avec l'infusion de feuilles de coca phéniquée et boratée. A l'intérieur, on se trouvera bien d'administrer en cachets, le salol et la quinine (10 à 30 centigrammes de chaque par jour).

Chez un enfant normal, les amygdales ne doivent guère déborder les piliers du voile du palais : lorsqu'elles sortent de leur loge et cherchent à se mettre en contact (ne laissant pour le passage de l'air et des aliments qu'une fente rétrécie), on dit alors que les amygdales sont *hypertrophiées*. Outre la gêne qu'elles occasionnent, de semblables amygdales compromettent l'état général des enfants et nuisent à leur avenir auditif. On ne guillotine plus guère, aujourd'hui, ces glandes, avec l'ingénieux amygdalotome : on les morcelle plutôt, au moyen d'une pince emporte-pièce, on les déchire avec un petit crochet mousse (*discision*) ; on les réduit surtout par les pointes de feu répétées au galvano-cautère. Mais ces méthodes chirurgicales peuvent être, assez souvent, évitées, si l'on n'attend pas que le tissu soit devenu lardacé et anormal : le massage fréquent avec la poudre de borate de soude mentholée, les douches pharyngiennes sulfureuses, les badigeonnages de glycérine résorcinée, les attouchements avec un mélange de teinture d'iode et de teinture de noix de galle, nous ont permis, dans notre pratique, d'obtenir, médicalement, des guérisons radicales.

Les enfants scrofuleux et arthritiques sont prédisposés aux angines chroniques; de là, nécessité indispensable d'instituer un bon traitement général. Il faut aussi surveiller les fonctions nasales et empêcher les sujets de respirer la bouche ouverte; à chaque inspiration, un courant d'air sec et froid, chargé de poussières et de microbes, vient brutalement frapper le pharynx et les amygdales et entretient ainsi une irritation permanente de leurs tissus et éléments glandulaires.

L'obligation de rétablir la perméabilité nasale s'impose à tout médecin soucieux de libeller autre chose qu'une ordonnance empirique et vouée d'avance à l'inefficacité. Il faut aussi, (par la discision, de préférence) guérir l'amygdalite lacunaire *caséeuse*, caractérisée par l'accumulation de mucus blanchâtre, concrété et fétide, dans les cryptes de la glande : celle-ci devient, alors, un véritable foyer infectieux de microbisme latent, où se réveille volontiers l'inflammation mal éteinte.

Le meilleur gargarisme préventif des angines à répétition est le suivant : un verre d'infusion chaude de thé vert, additionnée du jus d'un citron bien mûr. En veillant à ce traitement fort simple, matin et soir, chez les enfants prédisposés, nous fermons la principale des portes d'entrée aux microbes organiques ; nous organisons la défense et la protection de l'économie. Ce n'est pas une formule antiseptique que nous préconisons, bien que nous en connaissions d'excellentes : c'est ce mélange végétal, qui stimule la vitalité des muqueuses et rétablit l'intégrité de leur fonctionnement. En évitant le froid aux pieds, les courants d'air, l'humidité ; en parant aux infections secondaires, dont la gorge n'est parfois que le réactif ; en purgeant le tube digestif et en fortifiant l'ensemble de l'organisme, (ce qu'il ne faut jamais omettre, dans la pratique) nous pouvons prévenir et guérir la plupart des angines infantiles. Or, n'oublions pas ce qu'a dit Trousseau : toute angine peut *diphtériser*.

Il faut savoir aussi que les grosses amygdales

disposent à la toux quinteuse, aux ronflements nocturnes, à la voix nasonnée et rendent les enfants plus vulnérables au croup, à l'érysipèle. On a donc bien tort de négliger le traitement de cette affection qui court les rues, sous le fallacieux prétexte que l'*enfant ne souffre pas*. Il ne souffre pas! Regardez ses chairs molles et pâles, son état d'anémie, de débilité, de détérioration permanente dû à une respiration insuffisante, à une hématose incomplète, à une nutrition troublée, à une ampliation défectueuse de la cage thoracique! Le pronostic est aussi sombre, hélas! que le diagnostic est clair. Ces enfants ont les plus grandes chances de *se tuberculiser*, si une médication active ne s'avise pas de troubler le silence de leur état chronique, toujours insidieux et plein d'embûches, bien que sans douleur apparente.

Les *ulcérations des amygdales* se cicatrisent par l'action des topiques au menthol camphré, au formol, au chlorure de zinc; en dehors de la diphtérie, ces ulcérations (de tendances plus ou moins gangréneuses) sont causées par les fièvres graves, par la tuberculose, la scrofule et parfois la syphilis.

Lorsque la gorge est habituellement desséchée (*pharyngite sèche*), c'est qu'il y a, généralement, obstruction nasale et par conséquent, nécessité *de rendre le nez libre.* Il existe aussi certaines pharyngites dues à des champignons spéciaux et que l'on traite par les badigeonnages répétés avec la glycérine iodo-iodurée. Quant au catarrhe naso-pharyngien, il est surtout caractérisé par une toux sèche la nuit ou le matin au réveil, toux *sans reprise* (ce qui la différencie de la coqueluche) et curable par les instillations d'huile mentholée au cinquantième, 2 ou 3 gouttes dans chaque narine, trois fois par jour. Ce catarrhe existe souvent chez les enfants lymphatiques, et est dû à des granulations pharyngées dont il faut faire la toilette journalière au moyen des pulvérisations d'eau phéniquée chaude, sans négliger le traitement général par l'huile de foie de morue et les préparations iodo-tanniques. Il faut, toutefois, ménager avec soin l'estomac, souvent pris par la dyspepsie, en cas de catarrhe naso-pharyngien, par suite des mucosités irritantes habituellement dégluties par le patient.

L'anatomie nous apprend que le pharynx, surtout dans sa partie nasale, est fort riche en tissu glandulaire : ce tissu végète et prolifère aisément, chez les sujets lymphatiques, et c'est ce qui donne lieu aux *végétations adénoïdes*. Ces sortes de tumeurs (formées, d'ailleurs, d'éléments normaux) donnent, au toucher, une sensation analogue à celle de paquets de vers, lorsqu'on introduit l'index derrière le voile du palais. L'enfant adénoïdien respire la bouche ouverte ; il ronfle et est oppressé pendant la nuit ; sa voix est morte : *elle a perdu son métal* : les voyelles nasales, surtout, sont altérées (il dit *mama* pour *maman*, etc.). La physionomie aussi est caractéristique : bouche ouverte, lèvre supérieure trop courte pour couvrir les dents, masque hébété, endormi, sans expression, troubles d'implantation dentaire, thorax déformé, incurvation de la colonne vertébrale. L'enfant respire mal : il est en état d'asphyxie partielle. Son sommeil est troublé par des cauchemars et de fréquents réveils, avec sueurs profuses générales ; son odorat est diminué ; son audition est fréquemment atteinte.

Les adénoïdiens sont non seulement souffreteux et maladifs par suite d'oxydations insuffisantes et de mauvaise nutrition; mais l'hypertrophie de l'amygdale pharyngienne est coutumière d'entraîner des affections réflexes variées et souvent inattendues : l'asthme, le spasme de la glotte, le mal de tête rebelle, l'incontinence d'urines, la danse de Saint-Guy et même l'épilepsie, la prédisposition notoire aux affections parasitaires et microbiennes spéciales au jeune âge. Il y a, de plus, diminution de la réceptivité intellectuelle (toujours parallèle au développement physique), par suite d'entrave habituelle à la respiration. Guye a donné le nom *d'aprosexie* nasale à ces arrêts qui surviennent dans la mentalité. Mais, depuis longtemps déjà, Piorry a fait remarquer que la pensée est moins nette et le travail cérébral plus malaisé, dès que les narines ne sont plus libres. J'ai souvent, pour ma part, dépisté des tumeurs adénoïdes, chez des écoliers nonchalants, paresseux, inattentifs, dont la dépression intellectuelle n'avait pas d'autre raison. Dans ces cas, la mémoire et l'attention, surtout, sont apathiques : l'enfant devient un arriéré, un pauvre être inerte et insensible à l'émulation, un cancre obtus et borné. Parfois, la dureté d'oreilles ajoute encore à la déchéance des facultés cérébrales. Et cependant, d'après l'iconographie, plusieurs grands hommes furent des adénoïdiens probables ; Marc-Aurèle, Charles-Quint, Canova, semblent démontrer qu'il n'est pas de règles sans exceptions... surtout en matière de pathologie.

Bien que Landouzy surnomme les tumeurs adénoïdes « la première monnaie de la tuberculose », il y a, je crois, exagération à faire dériver tous les accidents diathésiques de résorptions ou d'inoculations par les sécrétions adénoïdiennes : il suffirait, alors, d'un simple coup de curette, pour supprimer la diathèse. Le pouvoir magique des anciens rois de France contre les écrouelles serait dépassé ! Méfions-nous donc du *post hoc, ergo propter hoc* : un enfant chétif peut aboutir à la scrofule, et même au tubercule, en passant par les végétations pharyngées. D'une part, ces dernières sont des éponges chaudes et humides, dont les cryptes constituent le milieu de culture, l'étuve à incubation, préparés à souhait pour faire prospérer le bacille de Koch. D'autre part, l'absence d'énergie réactionnelle rend l'organisme désarmé, sans résistance contre le processus tuberculeux, dont la marche est particulièrement rapide et grave chez les enfants adénoïdiens : on a pu le remarquer[1].

Pour toutes ces raisons, il faut supprimer un obstacle morbide si préjudiciable à l'avenir des enfants. La chirurgie nous en fournit les moyens, depuis le jour où Meyer (de Copenhague) nous a montré la route à suivre (1868). Ce qui prouve bien, du reste, l'utilité de l'opération, ce sont les transformations *immédiates* qui en résultent : l'enfant, jusqu'alors malingre, grandit et se développe ; son teint, terreux et cachectique, devient rose et animé ; son anémie et son manque de forces font place à une vigueur de bon aloi. La bouche n'est plus béante, les traits s'éclairent, les joues s'arrondissent, les dents se redressent sans le secours de la prothèse (A. Combe) ; la capacité respiratoire augmentant, la poitrine se développe ; le cerveau bientôt se réveille. Pour acquérir tous ces bénéfices de santé, il ne faut pas attendre l'atrophie possible, mais toujours tardive et souvent aléatoire, des végétations, par les progrès de l'âge ou par une médication presque toujours illusoire. Tout retard dans l'in-

[1] Voir Dr E. Monin. *Les maladies de la Respiration* (Doin, édit.)

tervention chirurgicale expose l'enfant aux plus redoutables éventualités : reprendra-t-il son essor vital, regagnera-t-il le retard de son évolution, si l'on persiste à tergiverser ?

L'opération est, d'ailleurs, facile et bénigne, à tout âge, grâce aux pinces et aux curettes perfectionnées, permettant le dégagement complet et absolu du pharynx nasal, après anesthésie préalable au chloroforme ou au bromure d'éthyle. Comme le dit Hobbes : « aucune classe de malades n'est aussi consolante, si l'on réfléchit aux résultats certains et décisifs de l'intervention faite à propos. » Bien plus, il suffit de déblayer ce carrefour de la respiration et de l'audition, pour voir le tempérament lymphatique rétrocéder, sans le secours même d'un traitement général, alors que l'iode, le fer, le phosphore, l'arsenic et l'huile de foie de morue semblaient n'exercer aucune action favorable, avant le jour de l'opération bienfaisante ! C'est le cas de proclamer, ici, le génie et la gloire de Wilhem Meyer, ce Christophe Colomb de la gorge infantile, qui mit en relief la nécessité de l'intervention et fit des végétations adénoïdes l'un des pivots de la pathologie du jeune âge... Influence bienfaisante sur l'audition, disparition des troubles respiratoires, phonétiques et réflexes, transformation complète de l'état général : tels sont les bénéfices immédiats de l'opération chirurgicale. Elle met en fuite définitive l'iliade de maux qui faisait cortège aux adénoïdes.

Il faut donc renoncer, dans ces cas, à tout traitement médical, généralement impuissant : proscrire, impitoyablement, les irrigations et douches nasales, qui chassent les sécrétions infectieuses du côté des trompes d'Eustache et exposent aux dangers de graves complications du côté de l'oreille moyenne. Les poudres et pommades antiseptiques, introduites dans les fosses nasales, les badigeonnages à la résorcine et autres topiques, les traitements thermaux, les cures d'air et tous les reconstituants possibles sont absolument *insuffisants* : le meilleur tonique n'est-il pas le rétablissement de la respiration normale, par la chute de la barrière qui l'entrave? L'opération accomplie, on aura tout le loisir d'instituer consécutivement une gymnastique respiratoire rationnelle et méthodique, susceptible de produire le *maximum* d'ampliation de la poitrine. La musique vocale, le solfège, les exercices de déclamation phonétique sont les meilleurs à conseiller, en pareil cas : c'est ainsi qu'on éloignera le spectre de la tuberculose, point noir toujours à l'horizon pour les jeunes sujets affaiblis et anémiés, que nous nous efforçons ainsi d'arracher à la tyrannie de leur organisation.

CHAPITRE XI

LA DIPHTÉRIE

La diphtérie ou angine *couenneuse* est une maladie infectieuse causée par la présence sur les muqueuses d'une sorte de membrane fibrineuse, funeste non seulement par son accumulation, mais surtout par la genèse d'une toxine qui bientôt empoisonne l'économie tout entière. Un bacille spécial, dit de *Lœffler*, se retrouve au niveau des points atteints par la diphtérie ; mais ce sont surtout les associations microbiennes secondaires qui semblent assombrir le pronostic.

En effet, à côté des formes bénignes et discrètes de la maladie, on observe des formes envahissantes et dramatiques, où l'état général joue, habituellement, le grand premier rôle. Les lésions locales ne sont, alors, que le reflet de l'intoxication *totius substantiæ*. C'est pourquoi la découverte de la méthode sérothérapique a réalisé un si grand progrès dans le traitement des diphtéritiques : nous possédons aujourd'hui, dans le sérum de Behring-Roux, un contre poison nous permettant de neutraliser généralement les toxines dans le milieu sanguin. C'est le sang de chevaux, vaccinés contre la diphtérie, qui contient l'antidote. De plus, la méthode brille par sa grande innocuité : sauf quelques éruptions urticariennes, sans caractère grave, rien ne justifie les calomnies des détracteurs de la sérothérapie antidiphtéritique.

L'*angine de la diphtérie* qui attire l'attention sur la maladie, est une angine *blanche*. Il n'existe ni rougeur ni gonflement habituels de la gorge, comme dans les angines inflammatoires bénignes, causées par un coup de froid ou par le rhumatisme. On y constate une sorte de croûte blanchâtre, exsudat fibrineux ou *couenne* (d'où le nom d'angine *couenneuse ; diphtérie* en grec signifie d'ailleurs, *membrane*). La couenne blanchâtre apparait d'abord, sur l'amygdale, d'où elle s'irradie et envahit la totalité de la gorge : très adhérente, elle ne saurait s'arracher sans saignement de la muqueuse. Il existe des angines blanches qui ne sont aucunement diphtéritiques ; ce sont les angines *pultacées*, caractérisées par un exsudat grisâtre, crémeux, non adhérent, facile à dissocier. (Aucune ambiguité ne saurait exister, au point de vue du diagnostic différentiel, pour peu qu'on y prête attention.)

Fréquente chez les enfants de deux à dix ans, la diphtérie est souvent très contagieuse. Elle débute par un malaise banal et une fièvre modérée. Puis, apparait l'angine, accompagnée d'engorgement marqué, et souvent douloureux, des ganglions sous-maxillaires. La prolifération des fausses membranes gêne alors la respiration et la circulation, tandis que l'empoisonnement du sang, par les toxines résorbées, donne lieu aux phénomènes généraux les plus graves : fièvre intense, délire, adynamie (manque de forces), arthrites infectieuses, albuminurie, etc., sont dus, habituellement, à d'autres microbes que ceux de la diphtérie, et principalement au streptocoque. On conçoit que, dans ces cas, le sérum antidiphtérique demeure impuissant : l'important est donc de *l'injecter de bonne heure*, avant l'éclosion de ces redoutables associations de microbes.

L'envahissement du larynx par voisinage survient de cinq à sept jours après l'angine. C'est le *croup*, qui n'apparait que rarement comme manifestation primitive de la diphtérie. Une toux discordante, la sensibilité du larynx et une certaine oppression nocturne précédent, de fort peu de temps, l'aphonie et l'oppression avec ses crises caractéristiques de *tirage*, suffocation, asphyxie et défaite rapide de l'organisme, qui devient rapidement impuissant à lutter contre le croup, lorsqu'il est par trop intense.

Les fausses membranes se transmettent également aux fosses nasales (jetage et saignement de nez), à l'oreille par la trompe d'Eustache (surdité, bourdonnements, douleur, perforation du tympan, écoulement suppuratif), aux lèvres, aux joues, à la langue, aux yeux, à la vulve et même à la peau, dans certaines formes graves et gangréneuses de la diphtérie.

En dehors de la mort par le croup (beaucoup moins fréquente depuis qu'on applique la sérothérapie et le tubage du larynx), l'enfant diphtérique succombe à la néphrite (œdème, suppression des urines, urémie), après avoir présenté 8 à 15 grammes d'albumine par litre d'urine. D'autres fois, c'est la dépression du cœur, c'est la *myocardite*, c'est la congestion veineuse, qui font mourir l'enfant, par cyanose ou par syncope.

Les paralysies qui succèdent à la diphtérie apparaissent, ordinairement, pendant la convalescence. Il s'agit, le plus souvent, de paralysie du voile du palais, révélée par la voix nasonnée et désagréable, la gêne de déglutition, le rejet des boissons par les narines, l'impossibilité de gonfler les joues, de souffler une bougie, d'exercer la succion. Quelquefois, la paralysie ne se borne pas au voile du palais, mais s'étend aux muscles de la langue, des lèvres, des joues et de la face en général. La salive s'écoule constamment et la physionomie revêt, alors, un aspect hébété et stupide.

Plus rarement, il arrive qu'on se trouve en présence d'une sorte d'ataxie locomotrice, avec parésie ou affaiblissement des membres inférieurs, fourmillements et engourdissements, perte des réflexes, difficulté extrême de la marche dans l'obscurité, troubles oculaires, strabisme (loucherie), chute de la paupière, inégalité des pupilles, perte plus ou moins complète de la vision. On observe, enfin, des cas où le poison diphtéritique frappe, particulièrement, le pneumogastrique : crises d'estomac, vomissements, douleurs abdominales violentes, respiration suspirieuse, dyspnée nerveuse (étouffements), voix saccadée, palpitations, irrégularités du pouls, douleurs sternales (imitant l'angine de poitrine), tendances à la syncope, etc..., tels sont les symptômes qui caractérisent cette variété de complications.

Les hémorragies se rencontrent au cours des formes graves de la maladie. Sur la peau, on observe le purpura ; sur les muqueuses, des infiltrations sanguines ou ecchymoses, ainsi que des écoulements plus ou moins abondants. On trouve aussi, dans les viscères, des épanchements hémorragiques. Au point de vue du pronostic, ces pertes de sang ont une importance considérable, non par la débilité anémique qu'elles occasionnent, mais parce qu'elles sont l'indice d'une infection streptococcique (microbique), qui constitue, comme je l'ai déjà dit, la plus redoutable association avec le bacille de Loeffler. C'est surtout dans ces cas qu'il ne faut pas se borner aux injections de sérum, mais stimuler l'économie par la caféine, la strychnine, les bains sinapisés, etc..., tandis qu'on s'efforce d'activer l'élimination des toxines par les divers émonctoires de l'économie vivante.

Les mesures d'hygiène sont seules capables

d'abaisser le chiffre de la mortalité par diphtérie. Elles se résument ainsi : propreté scrupuleuse, isolement, désinfection. Il faut, de bonne heure, habituer l'enfance aux *soins buccaux* précis, capables de donner la chasse à bien des germes morbides latents, qui n'attendent qu'une occasion pour s'exaspérer. Certains animaux, les chats principalement, contractent aisément la diphtérie et peuvent la véhiculer en conséquence ; il est bon de s'en souvenir également.

Tout enfant malade devra être soigneusement isolé, pendant le cours de sa maladie et même pendant la convalescence : car il reste contagieux parfois longtemps après sa guérison apparente. Les personnes qui approchent les malades doivent protéger leurs vêtements par des blouses spéciales et désinfecter leurs mains avec la solution de sublimé au millième. Tous les objets servant aux diphtéritiques (linges, cuillers, etc.), devront être aseptisés, fréquemment, par l'eau bouillante. Toutes les matières rendues par les malades seront neutralisées avec la solution de chlorure de zinc au centième. Enfin, les personnes qui soignent les diphtéritiques ne prendront jamais leurs repas dans la chambre de l'enfant, éviteront de l'embrasser et de respirer, de trop près, son haleine.

Comme il est très important de pouvoir dévisager le terrible mal, dès le début, afin de pouvoir l'enrayer par le moyen du sérum spécifique, les mères de famille doivent dresser leurs enfants à bien montrer leur gorge et à supporter le manche de cuiller qui abaisse la langue, tandis qu'ils prononcent la lettre A, en ouvrant largement la bouche. Tous les matins, en temps d'épidémie, on procédera à cette inspection et s'il existe quelque chose de suspect, la gorge sera, immédiatement, lavée à l'eau bouillie boriquée, par le moyen de l'irrigateur ou du bock à injections.

Si quelque point blanc persiste plus d'un jour, le médecin sera demandé, afin d'arrêter, de suite, les progrès du mal, par le moyen du sérum antitoxique, préventif des fausses membranes. Lorsque celles-ci existent, l'injection de sérum les ramollit et les détache graduellement. Il faut, absolument, proscrire les cautérisations de la gorge, ainsi que l'emploi du sublimé et de l'acide phénique, qui contrarient notoirement les heureux résultats de la méthode sérothérapique.

On se bornera donc, suivant le conseil de M. Roux lui-même, à faire laver la gorge : on instituera des gargarismes et irrigations avec 30 grammes de coaltar saponiné Le Bœuf pour 1.000 grammes d'eau bouillie. On peut aussi recommander les attouchements avec un mélange de menthol et de camphre pulvérisés.

L'injection de sérum, qui est inoffensive, agit d'autant plus sûrement qu'elle est pratiquée plus près du début de la diphtérie. Il ne faut donc pas attendre le résultat du contrôle bactériologique, pour sauvegarder les intérêts des malades : une perte de temps de vingt-quatre heures suffit, parfois, pour que la mort accomplisse son œuvre. Le sérum doit, autant que possible, ne pas être vieux de plus d'une année et, s'il est liquide, posséder toute sa clarté. 20 centimètres cubes nous représentent la dose moyenne à injecter : au-dessous de deux ans, on peut se contenter de 10 centimètres cubes. C'est à tort qu'on a accusé le sérum de provoquer l'albuminurie : parfois, il donne un peu d'urticaire ou d'érythème, que l'on évite en favorisant l'élimination des toxines par le régime lacté, les frictions et un traitement laxatif. Les petites doses de sérum (insuffisantes pour la cure), donnent souvent lieu, tout autant que les doses sérieuses, à ces accidents.

Sur les ganglions tuméfiés, on applique des compresses chaudes avec une solution faible de sel ammoniac. On lave aussi les fosses nasales à l'eau salée tiède et l'on maintient l'atmosphère humide, par des pulvérisations d'infusion d'eucalyptus phéniquée. Si le cœur faiblit, il ne faut pas hésiter à conseiller les injections sous-cutanées de spartéine et de caféine. En cas de fièvre violente, le drap mouillé rendra de grands services. Comme tonique, j'aime à recommander le perchlorure de fer liquide à 30°, à la dose de dix gouttes, trois fois par jour, dans un demi-verre de vin de Champagne étendu d'eau. La gorge sera débarrassée de ses fausses membranes, à l'aide de pinceaux molletonnés ou de tampons d'ouate hydrophile. La plus grande douceur doit être de règle dans ces attouchements, afin d'éviter d'ensemencer de nouveaux champs de culture microbienne.

Le croup est, aujourd'hui, bien moins grave qu'autrefois, puisqu'il ne tue plus guère que 25 p. 100 des enfants atteints, au lieu de 75 p. 100, proportion accusée il y a douze ans à peine.

L'emploi, renouvelé, de l'injection de sérum, dont la dose pourra être portée à 30 centimètres cubes; les compresses d'eau chaude, fréquemment répétées, sur le cou; les inhalations de vapeur d'eau ou de gaz oxygène, sont les moyens actuellement employés pour enrayer l'extension de la diphtérie au larynx et aux voies respiratoires.

Si le tirage existe et que le rétrécissement du larynx menace la vie, il faut, absolument, frayer le passage à l'entrée de l'air. On y arrive par le moyen du *tubage*. Naguère, on incisait la trachée et l'on adaptait une canule à la plaie opératoire : c'était la *trachéotomie*, opération due au génie de Bretonneau. Il est heureux, toutefois, que la trachéotomie disparaisse de la pratique : car l'avenir du trachéotomisé est des plus sombres, cet opéré étant, au premier chef, un candidat à la tuberculose, à cause de la misère respiratoire, de l'insuffisance pulmonaire, qui résultent fatalement du traumatisme fait à la trachée.

L'*intubation* (qui a remplacé aujourd'hui la trachéotomie) est aussi une pratique éminemment française, dont l'idée, due à Bouchut, nous est revenue d'Amérique, avec une technique instrumentale plus précise, grâce à l'échelle de canules d'O'Dwyer et à leur ingénieux dispositif. L'intubation, si délicate qu'elle soit à pratiquer, est la seule opération capable de seconder dignement l'antitoxine, parce qu'elle rétablit le cours de l'air, par les voies naturelles, sans créer aucune plaie et sans causer d'irritation bronchique. Il faut recourir au tubage, dès qu'il existe, chez l'enfant, des prodromes d'asphyxie : face livide, lèvres et ongles bleus, pouls irrégulier et faible. N'attendons pas l'apparition d'une broncho-pneumonie mortelle, pour agir. Il suffit d'un tirage d'une heure sans répit, pour nous dicter l'intervention. Mais, même *in extremis*, celle-ci a, parfois, été suivie de véritables résurrections. Il faut aussi veiller à l'obstruction du tube et au *détubage* (toutes les vingt-quatre heures, jusqu'à guérison) afin d'éviter des accidents spasmodiques parfois mortels.

La convalescence des diphtéritiques doit être l'objet des soins les plus attentifs. On continuera les lavages et pulvérisations de la bouche, ainsi que les désinfections. On stimulera la tonicité du cœur, par les préparations de quinquina et de kola, et la vitalité des poumons par les frictions alcooliques et les bains sulfureux et salés. Une excellente formule, pour les poumons, est le sirop suivant, à la dose de 3 à 4 cuillerées à soupe par jour, dans une tisane chaude :

Sirop d'érysimum.	200
Teinture de tolu	10
Benzoate d'ammoniaque	5
Hyposulfite de soude.	1

M.

Maladie infectieuse au premier chef, la diphtérie présente, suivant les épidémies, une gravité fort variable. Cette variabilité extrême doit, évidemment, nous mettre en garde contre les étonnants succès obtenus, toujours par séries, au moyen de médications prétendues *héroïques*.

Pour ma part, j'en ai trop vu, depuis vingt ans, de ces spécifiques, pour y croire : je pourrais citer plus de cent méthodes successives qui, entre les mains de leurs auteurs, donnèrent un chiffre imposant de guérisons... que l'on ne retrouvait jamais, hélas ! aux épidémies subséquentes ! C'est pourquoi, à l'énoncé d'une méthode nouvelle, je répète volontiers comme Pyrrhus : « Quand donc cesserons-nous de vaincre ? »

Il est même avéré, depuis quelque temps, que certaines formes épidémiques cèdent facilement, tandis que d'autres résistent au sérum : celui-ci ne fait donc pas exception à la règle qui concerne les autres médications non spécifiques.

C'est, naturellement, à la multiplicité et à la virulence des bacilles que l'on attribue, aujourd'hui, le développement et la propagation contagieuse de la diphtérie : mais les conditions d'agglomération et surtout la prédisposition individuelle (dont les microbiens les plus féroces ne sauraient nier l'action, souvent prédominante) jouent, comme, du reste, dans la plupart des maladies infectieuses, un rôle de premier ordre.

Une expérience de plusieurs années, en Bavière, a montré, en outre, que le développement des épidémies diphtériques suit toujours la direction des courants aériens. Quant à la possibilité du passage de l'agent diphtérique des animaux malades à l'homme, elle n'est plus guère admise aujourd'hui ; les animaux présentent, parfois, des manifestations analogues, mais il ne paraît pas y avoir d'identité morbide absolue.

Nous ne saurions trop insister, en terminant,

en faveur de la déclaration obligatoire de la maladie, de l'isolement des sujets atteints et de la désinfection rapide et successive des locaux, linges, vêtements, literies, ustensiles, jouets, etc., contaminés, ainsi que des voitures utilisées pour le transport des malades. Les enfants seront éloignés de l'école longtemps après leur guérison, et les écoliers, renvoyés dès qu'ils semblent atteints d'angine. Les mères de famille devraient journellement pratiquer l'examen de la gorge de leurs enfants et habituer, de bonne heure, ces derniers à s'y soumettre. C'est ainsi, et seulement ainsi, que l'on pourrait faire le diagnostic précoce d'un mal insidieux et sournois par essence !

La diphtérie est surtout une maladie urbaine, qui s'est beaucoup développée depuis l'extension des écoles, foyers actifs de diffusion pour toutes les maladies contagieuses. C'est pourquoi il serait utile de pouvoir pratiquer habituellement l'examen bactériologique des angines à fausses membranes, afin d'assurer le diagnostic et le traitement et de distinguer les diphtéries vraies des *pseudo-diphtéries*, qui ne sont point contagieuses. Cet examen devrait être répété au moment où le médecin est appelé à se prononcer sur la cessation de l'isolement, car il faut bien savoir que les microbes les plus virulents persistent dans la cavité buccale du convalescent plusieurs semaines, parfois, après la guérison apparente.

En dehors de ces mesures délicates et souvent peu pratiques, ce qu'il faut poursuivre, maintenant, par le seconrs de l'hygiène, c'est l'extinction du contage diphtéritique. Il ne parait pas impossible d'arriver à ce résultat, si l'on songe qu'en 1845 Paris ignorait presque totalement l'existence du croup et de l'angine couenneuse, fléaux épidémiques occupant actuellement une si large place dans la morbidité et dans la mortalité de la grande ville et d'autant plus tristes qu'ils s'attaquent spécialement à l'enfant, joie du présent, espoir de l'avenir.

CHAPITRE XII

RHUME DE CERVEAU et TOUX

L'inflammation de la muqueuse du nez, vulgairement « rhume de cerveau », débute par du malaise, de la courbature, une sensation de sécheresse des fosses nasales et de gêne dans l'arrière-gorge. Quelques heures après, un écoulement de liquide, clair d'abord, puis épais et foncé, se manifeste, avec l'enchiffrènement caractéristique et les éternuements intermittents. Le tout dure une semaine environ et ne présente de gravité que chez le nouveau-né, qui ne peut plus téter, parce qu'il ne peut plus respirer. Il faut aussi songer à l'origine syphilitique du coryza chez les jeunes enfants et le traiter en conséquence.

Le plus souvent, le coryza n'est que la première manifestation de la grippe ou de la bronchite épidémique. C'est pourquoi l'on doit s'efforcer d'instituer contre les symptômes un traitement abortif, dès que les premières démangeaisons des fosses nasales nous annoncent l'installation d'un rhume de cerveau. Une irrigation chaude des fosses nasales par la solution de chlorate de soude à 3 p. 100, le séjour à la chambre, le badigeonnage des fosses nasales avec la glycérine cocaïnée au trentième, les bains de pieds sinapisés, les inhalations humides, les boissons alcooliques chaudes, constituent les meilleures méthodes. A l'intérieur, on pourra prescrire, deux ou trois fois par jour, un cachet avec un gramme de benzoate de soude et cinq centigrammes de poudre de racine de belladone.

Pour modifier la sécrétion, les pommades au menthol, les prises avec un mélange d'acide borique et de dermatol pulvérisés, rendront de réels services. On doit aussi combattre l'irritation du bord des narines et de la lèvre supérieure (signature d'un mucus corrosif), par les onctions avec le glycérolé de tannin ou le cold-cream au bismuth.

L'enfant à la mamelle sera traité par l'écouvillonnage des narines à l'aide de la vaseline mentholée très faible et par les irrigations d'eau salée chaude : s'il ne peut téter, on l'alimentera en lui versant dans la bouche, à la cuiller, du lait tiré du sein ou du lait d'ânesse. En cas de syphilis, on pratiquera les irrigations avec le sublimé au dix-millième, on appliquera la pommade au calomel, on conseillera des frictions, aux aines et aux aisselles, avec l'onguent mercuriel simple. Pour empêcher l'ozène, ou coryza fétide[1], il faut faire intervenir les douches nasales salées, les pommades antiseptiques, et surtout le traitement général du lymphatisme que nous avons décrit chapitre IV.

La toux de gorge, toux nerveuse, est souvent un symptôme banal de la propagation du coryza au pharynx nasal. L'obstruction de la respiration par le nez est, le plus souvent, la cause génératrice de cette variété de toux, survenant par spasmes congestifs, sous forme de quintes sèches, fréquentes et saccadées, le soir, vers le milieu de la nuit, et surtout le matin au réveil. Cette toux, qui rappelle parfois celle de la coqueluche, n'est, en somme, que la protestation du pharynx contre la difficulté de la respiration nasale. C'est

[1] Pour détails sur l'ozène, lire notre ouvrage : *Les Odeurs du corps humain.*

une toux *émétisante*, c'est-à-dire productive de nausées et de vomissements, ainsi que d'étouffements pendant la nuit : car l'enfant étant couché, la tête se trouve renversée en arrière et les mucosités du coryza gagnent la gorge et le larynx, dont on connaît l'étroitesse dans le jeune âge et la grande susceptibilité chez les neuro-arthritiques en herbe. La déclivité de l'orifice postérieur des fosses nasales amène des mucosités sur l'épiglotte : cette déclivité s'atténue dès qu'on maintient la tête suffisamment élevée. Le déblaiement et l'asepsie des fosses nasales par les irrigations et les pommades mentholées, le traitement général iodo-arsénico-phosphaté, ainsi que les soins minutieux d'hygiène, guérissent, d'ailleurs, très rapidement, cette toux pharyngée, lorsqu'on sait en dévisager la vraie cause.

Quand le larynx est pris par propagation, la toux s'accompagne, ordinairement, de spasme glottique plus ou moins prononcé, plus souvent dû à un rétrécissement nerveux passager de l'organe, qu'au gonflement inflammatoire de la muqueuse laryngée. L'état est alors plus alarmant que grave : voie enrouée, quintes aboyantes. suffocation graduelle par une gêne de la respiration, dont les symptômes réapparaissent d'une manière intermittente ; parfois, toux éclatante, striduleuse, dans les intervalles de laquelle les jeunes sujets paraissent en excellente santé : tels sont les symptômes généralement connus sous le nom de *faux croup* et dont Trousseau a fait naguère une description magistrale. Tout coryza peut causer le catarrhe pharyngo-laryngien et toute laryngite infantile peut aboutir au faux croup : voilà ce qu'il faut bien savoir.

L'invasion du paroxysme est souvent brusque, la contracture de la glotte étant précédée de quelques contractions du visage (rire sardonique), avec yeux brillants et certaine apparence d'anxiété. La toux est toujours rude ; elle n'est jamais voilée comme dans le croup. L'accès de faux croup est, le plus souvent, nocturne : il semble héréditaire dans certaines familles et plus fréquent dans la première et le commencement de la seconde enfance. Il y a, ordinairement, deux crises par nuit, la seconde crise étant moins marquée que la première, surtout si l'enfant est bien couvert, dans une chambre saine, aérée et non humide. Le port de la flanelle sur la peau s'impose aussi pendant la journée chez tout enfant prédisposé à la laryngite striduleuse.

La crise de faux croup se dénoue par l'application d'un cataplasme très chaud, sinapisé, audevant du cou et par une potion vomitive à base des trois sirops d'ipéca, violette et polygala : une cuillerée à café tous les quarts d'heure jusqu'à vomissement. Lorsque l'état nauséeux est dissipé, il faut alors concilier le sommeil, en administrant le sirop suivant, à la dose d'une cuiller à café ou deux, dans une infusion chaude de tilleul.

Sirop de codéine.	parties égales.
— de tolu	
— d'éther	
— d'aconit.	

M. s. a.

Dans la journée, aux repas, on fera prendre, dans un verre d'eau alcaline, cinquante centigrammes de chlorhydrate d'ammoniaque, excellent sel pour décongestionner le larynx et solliciter l'expectoration régulière.

On se méfiera des vomitifs trop énergiques, surtout chez les enfants en bas âge, dont le tube digestif est fragile et le système nerveux aisé à émouvoir. La poudre d'ipéca, dont on abuse, parfois, chez les enfants, et le tartre stibié, *à fortiori*, dépriment le cœur et la circulation et occasionnent des accidents généraux souvent sérieux. Quant à l'antipyrine et aux bromures, ils ne sont de mise que s'il s'agit de spasmes de la glotte d'origine purement névropathique; toutes les fois qu'il y a en cause une influence catarrhale, on aura recours, avec succès, au traitement qui précède et qui est le meilleur de tous.

Pour prévenir les récidives du coryza et endurcir les enfants sujets à s'enrhumer, on conseillera la vie en plein air, les lotions froides sur tout le corps et les modificateurs généraux et pharmaceutiques de l'anémie et du lymphatisme : iodure de fer, iodure d'arsenic, extrait de feuilles de noyer, huile de foie de morue, sirop Famel, bains sulfureux et salés, séjour au bord de la mer, etc., etc.

La toux est un symptôme que l'on a fréquemment à soigner, au cours de la première et de la seconde enfance.

Qu'est-ce que la toux? C'est une expiration bruyante et forcée, qui annonce l'existence d'une affection respiratoire, depuis le simple rhume jusqu'à la phtisie la plus grave. Aux débuts des bronchites, la toux est sèche et quinteuse. Ce n'est qu'un peu plus tard qu'elle devient grasse et humide. Chez les enfants nerveux, la toux est souvent grippale et spasmodique : l'enfant devient pourpre en toussant ; il vomit, il saigne du nez à la suite des accès. On dit alors qu'il a la coqueluche, mais ce n'est pas toujours vrai. La toux du larynx est rauque et férine : elle ressemble à l'aboiement d'un chien. C'est cette variété qu'on observe dans la rougeole, dans le faux croup. Méfiez-vous de la toux *éteinte* : elle indique souvent la diphtérie ou le vrai croup. Parfois aussi, les grosses amygdales, les polypes, l'allongement de la luette, l'irritation de l'estomac et de l'intestin par les vers, provoquent, chez les enfants, des toux rebelles et quinteuses. Il y a, enfin, les toux d'imitation, simulées par les enfants hystériques ; les toux de la dentition, accident nerveux, réflexe, des plus communs. On guérit toutes ces variétés de toux chez l'enfant par le séjour au lit, les jambes étant enveloppées dans de la ouate. Un cataplasme sinapisé sur la poitrine exerce aussi sur la muqueuse des voies aériennes une action *sédative* des plus marquées, au point de vue des quintes comme de l'oppression. S'il y a de la fièvre, on prescrit le lait chaud, les œufs, le lait de poule, additionnés d'un peu de kirsch. Plus on sera sobre de médicaments, mieux cela vaudra. La sécheresse des muqueuses, les toux les plus pénibles et les plus fatigantes, avec poitrine pleine de mucosités, sont absolument et immédiatement calmées par les inhalations de vapeurs humides : elles secondent les efforts de la nature, pour débarrasser les voies aériennes de l'enfant.

La bronchite est fréquente, comme accident secondaire des fièvres infantiles, et surtout des éruptions. La fièvre typhoïde des enfants et les infections gastro-intestinales (diarrhées fétides) du jeune âge se traduisent assez souvent par des toux, que l'on considère aujourd'hui comme d'origine irritative et produites par des bacilles. Le rachitisme, par les transpirations qu'il détermine ; la scrofule, par la délicatesse de la peau aux influences frigoriques, sont également des causes de toux. Quant à la phtisie, bien que plus sournoise encore que chez l'adulte, elle est assez fréquente dans le jeune âge. La perte des forces, l'amaigrissement fantomatique, les congestions pulmonaires répétées, surviennent, insidieusement, chez des enfants héréditaires, émotifs, impressionnables, petits mangeurs, atteints d'engorgements glandulaires.

L'*asthme* des enfants survient chez les descendants d'arthritiques et de goutteux : ce spasme bronchique, véritable convulsion des organes respiratoires, reconnait des origines nerveuses (épilepsie du poumon [Bretonneau]). C'est la nuit qu'éclate volontiers la crise oppressive, et son paroxysme répété finit par engendrer la plus sérieuse des complications : l'emphysème. L'éclosion brusque et la courte durée de l'oppression caractérisent les formes asthmatiques avec emphysème, ainsi que les sifflements de la poitrine et la rudesse respiratoire. Souvent alors, la température s'élève, l'enfant étant (on l'a dit) un charlatan de fièvre.

Les causes prédisposantes de la *phtisie* sont extrêmement nombreuses ; car ce sont toutes celles qui débilitent l'organisme. C'est ainsi qu'agissent l'hérédité, l'alimentation mauvaise, indigeste, insuffisante. La scrofule ou le lymphatisme sont les diathèses qui font le lit à la phtisie, comme le fait la faiblesse native, si l'on n'y remédie par une hygiène appropriée.

Fréquemment les affections respiratoires ont pour point de départ les fosses nasales. C'est pourquoi MM. les spécialistes du nez et de la gorge s'en donnent à cœur joie, de cautériser et d'opérer les cornets du nez, sous prétexte d'en extraire des polypes ou bien d'y corriger des hypertrophies. Cependant les manifestations catarrhales ne s'éteignent guère à la suite de ces interventions opératoires ; en revanche, les complications nerveuses, les migraines, les érysipèles et les congestions méningées sont assez fréquentes. Je ne parle pas des otites, des angines ou des névralgies. Presque tous les enfants traités ainsi chirurgicalement, dans les fosses nasales, en rapportent un ébranlement général du système nerveux, avec prostration, amaigrissement, pâleur, incapacité de travail, et même dérangement passager de l'esprit. Autant les opérations d'adénoïdes sont favorables, autant les interventions sur l'avant-nez sont ordinairement nuisibles.

Les affections graves de la poitrine débutent ordinairement par des congestions qui font le lit aux inflammations et installent les virulences. Le tubercule ne se manifeste qu'après préparation par des bronchites ou des crachements de sang : les bacilles de la phtisie réclament, pour prospérer et pour proliférer, un champ de culture favorable. Autrement dit, le poitrinaire ne devient jamais malade tout d'une pièce, mais successivement et *par poussées*. Ce qu'il faut donc soigner de bonne heure, si nous voulons rester dans la norme de la médecine préventive et agissante, ce sont les irritations pulmonaires, dès qu'elles se déterminent, surtout lorsqu'il s'agit d'un sujet maigre, à respiration courte et présentant dans sa famille quelque suspicion d'hérédité tuberculeuse. Tout praticien a la tête meublée de maintes formules fossiles, qu'il croit devoir sortir à cette occasion. Mais, en thérapeutique infantile surtout, *natura gaudet paucis* : la cure d'air, la réforme alimentaire, sont souvent supérieurs aux meilleures médications[1].

[1] Pour détails, voir notre récent ouvrage : *Maladies de la Respiration.*

CHAPITRE XIII

ÉTATS CONGESTIFS DES VOIES RESPIRATOIRES

Les états congestifs des poumons constituent souvent des maladies insidieuses, dont l'existence peut presque passer inaperçue, faute d'observation attentive et de recherche diagnostique. La brièveté, la mobilité de la congestion pulmonaire sont surtout frappantes dans le jeune âge. Tantôt, il s'agit d'une invasion brusquement suffocante. défiant, par sa violence, toute thérapeutique ; tantôt, légère et fugace, elle menace surtout l'avenir. Dans ce dernier cas, le traitement ne saurait, évidemment, consister que dans une expectation vigilante et une saine hygiène respiratoire : tandis que dans le premier il faut mettre en œuvre les médications les plus énergiques, pour s'efforcer d'enrayer la marche inexorable de la congestion.

La crainte du refroidissement est le commencement de la sagesse, surtout lorsqu'il s'agit de jeunes organismes, dont la résistance est si faible, en vertu du lymphatisme et de l'anémie, qui dominent la constitution de l'âge tendre. Or, c'est surtout par la méthode de Locke, c'est-à-dire par l'*endurcissement*, que nous pouvons, tous, tant que nous sommes, nous prémunir contre le froid. Rien n'est absurde comme le surchauffage hivernal de nos appartements, si ce n'est la claustration et la sédentarité exagérées auxquelles nous nous condamnons, sottement, pendant la mauvaise saison.

« En dépit de son nom, le sens commun est rare ! »

On dirait que nous nous ingénions à mettre obstacle à la fabrication de notre chaleur naturelle, par les entraves apportées au jeu des muscles et au mécanisme des poumons.

La vie en plein air, conseillée de bonne heure, aguerrit, au contraire, les jeunes organismes à l'action offensive du froid et leur fournit, en même temps, le combustible indispensable pour l'endurer, pour lui résister victorieusement. Toute prédisposition aux affections respiratoires est ainsi écartée : des vêtements chauds et larges, des frictions stimulantes de la circulation, une alimentation hygiénique font le reste. Mais c'est l'inanition d'air qui crée la faiblesse respiratoire.

Il faut aussi enseigner aux enfants les principes d'une bonne gymnastique des poumons, capable de faire fonctionner efficacement les alvéoles pulmonaires et d'amplifier la cage thoracique. C'est l'aérophobie qui fait le plus souvent l'invalidité des poumons. Ouvre tes fenêtres, dit un proverbe d'Orient, c'est la santé qui entre ! Toute respiration rationnelle doit se faire par le nez, sentinelle avancée à laquelle la nature a dévolu la mission de filtrer, de purifier, de réchauffer et aussi d'humidifier le *pabulum vitæ*. La respiration par le nez est aussi indispensable dans les appartements qu'en plein air. Le nez est l'orifice et la sauvegarde des voies respiratoires. Pour qu'un air inspiré soit vraiment salubre, il en faut un volume de 10 à 12 mètres cubes par heure : cela implique la nécessité d'une active ventilation. dans nos logements urbains, hélas ! si confinés. La lutte pour la respiration n'est-elle pas la phase la plus importante de la grande lutte pour la vie ?

Un crachement de sang est, habituellement,

l'indice d'une fluxion sanguine, d'une congestion vive de l'appareil respiratoire, sous l'action d'une excitation extérieure quelconque ou d'une épine pulmonaire (comme la granulation tuberculeuse, qu'il faut toujours soupçonner, sinon incriminer, en présence d'une hémoptysie). On voit parfois, l'hémoptysie précéder la pneumonie : mais c'est, alors, une pneumonie suspecte, celle du sommet. D'autres fois, elle nous signale la présence d'une insuffisance de la valvule tricuspidienne du cœur. Dans ce dernier cas, les granules de digitaline représentent le meilleur traitement. Quand l'hémoptysie éclate chez un jeune sujet arthritique, le meilleur traitement consiste à administrer l'ipéca, mais en évitant le vomissement ; on y arrive en donnant simultanément la *quassine* et l'hélénine (beaucoup plus sûrement qu'avec l'aide du menthol, parfois conseillé sans grand succès). Il va sans dire que le repos absolu, les membres inférieurs enveloppés d'ouate saupoudrée de farine de moutarde et réchauffés par des cruchons d'eau chaude, ainsi qu'une alimentation froide et très restreinte, contribueront à assurer le resserrement vasculaire des capillaires dilatés et l'arrêt consécutif de tout saignement.

Chez les tuberculeux, je conseille dix centigrammes d'*ergotine* d'heure en heure, et une cuillerée à soupe, trois ou quatre fois par jour, de la potion suivante ;

Sirop de quinquina	200 grammes.	
Extrait de ratanhia	20	—
Elixir parégorique	10	—
Terpine	5	—

M. s. a.

On évitera, avec soin, tout ce qui pourra procurer une tension artérielle trop forte. Si le crachement de sang est rebelle et abondant, on n'hésitera pas à entraver la circulation en retour par une forte ligature de quatre membres : procédé d'urgence, dont les excellents résultats recommandent l'emploi.

Si l'hémoptysie s'accompagne de râles sous-crépitants à la base du poumon, elle offre une exceptionnelle gravité : car elle marque, nous dit Daremberg, les débuts d'une broncho-pneumonie infectieuse, causée par le mélange du sang et des sécrétions bronchiques. Cette sorte d'œdème pulmonaire aigu se réclame des ventouses largement prodiguées, de la limonade sulfurique comme boisson, ainsi que des préparations d'ergotine et au quinine.

Dans un cas d'hémoptysie très abondante, chez un phtisique confirmé âgé de neuf ans, la *codéine* et la narcéine, administrées à faible dose ont paru favoriser notoirement la coagulation et prévenir le retour imminent des accidents congestifs en favorisant l'immobilisation des poumons. Chez les enfants, on voit parfois le sang provenir de ganglions bronchiques suppurés : sortes de cavernes glandulaires, dont le voisinage ulcère les vaisseaux bronchiques. On peut prévenir par la *codéine* cet accident, en y joignant l'emploi du *chlorure de calcium* en potion (1 à 3 grammes, dans les 24 heures), afin d'agir, en même temps, contre la torpidité lymphatique et d'augmenter la coagulabilité du sang pour l'avenir.

Un mot des congestions actives précédant la tuberculose. La meilleure méthode antiphlogistique pour les enrayer consiste, à mon avis, dans l'*aconitine* et la *vératrine*, à doses très faibles et fréquemment répétées, jusqu'à complète apyrexie et moiteur parfaite de la peau. On voit, par cette médication, la toux pénible et entrecoupée disparaître, peu à peu, ainsi que l'accélération respiratoire, l'agitation spéciale des narines, la fréquence insolite du pouls et ce gonflement veineux des mains, dont Trousseau a fait, avec raison, un élément grave de pronostic dans la pneumonie infantile et qui est aussi un phénomène fréquemment observé chez les jeunes tuberculeux fébricitants.

Lorsque des sécrétions muqueuses, très gluantes, augmentent l'oppression et empêchent la restitution intégrale des états congestifs, il est bon de recourir aux potions avec l'hyposulfite, au sirop Famel, aux iodures, donnés, alternativement, d'heure en heure, et continués plusieurs jours durant. Non seulement ce traitement modifie les sécrétions pulmonaires : mais il s'adresse aussi à la dyscrasie générale, en nous offrant, sous la forme et aux doses qui respectent le mieux l'estomac, le soufre, l'iode et le phosphore, éminemment utiles à l'économie, lorsque ces métalloïdes sont rendus assimilables par une bonne préparation magistrale.

En cas de détresse du cœur (par asthénie du myocarde), on n'hésitera pas à donner la *strophantine*, la *spartéine*, la *caféine* avec une cuillerée de café fort très sucré et légèrement alcoolisé : le pouls étant redevenu plein et soutenu, on cessera cette médication, qui soulage si manifestement l'oppression, supprime l'agitation et l'insomnie et augmente, visiblement, la vitalité déchue.

Après la défervescence de la congestion, la lessive complète des toxines et la disparition de tous symptômes douteux à l'auscultation, il sera, presque toujours, indispensable de conseiller le séjour à la campagne, pour éviter le retour d'un mal étrangement soumis à la récidive. L'air ozonisé protège et vivifie l'arbre aérien, tandis que l'air des villes l'étiole et le dispose à l'infection. Chez les enfants, air pur et eau froide débarrassent des prédispositions à la congestion pulmonaire, à la bronchite, à l'asthme. Courte douche froide en toute saison (à l'aide du simple *tub*), telle est la formule.

Même en cas de rhume, je continue la douche froide de pieds, qui décongestionne les bronches. Cela ne veut pas dire qu'il ne faille pas modifier le lymphatisme constitutionnel par le phosphore, l'iode, l'arsenic, l'huile de foie de morue; traiter chirurgicalement le coryza chronique, les adénoïdes du pharynx et les grosses amygdales, causes brutales d'irritation pour les nerfs respiratoires et d'obstruction pour les voies aériennes. Enfin, il importe d'aérer, d'assainir, de ventiler nos appartements. Le rôle joué par les micro-organismes dans les congestions pulmonaires (bien qu'insuffisamment délimité) n'est plus douteux, aujourd'hui. C'est cette étiologie qu'invoquaient, naguère, les anciens pathologistes sous la rubrique : action nocive des poussières. Les fumigations de vapeurs sulfureuses, térébenthinées, eucalyptées, benzoïnées, etc..., dans les appartements où nous respirons, suppléeront, jusqu'à un certain point, à l'insuffisance de l'air et du soleil dans les cités. Le pulvérisateur à vapeur est une excellente manière de précipiter les poussières de l'atmosphère, et de neutraliser les germes nocifs; de rendre l'air humide et sédatif pour les bronches ; de faciliter, ainsi, les fonctions de la membrane muqueuse respiratoire.

N'oublions pas qu'il existe, en dehors de la grippe et de la pneumonie, des épidémies de maison qu'on ne peut étiqueter que sous le vocable *congestion pulmonaire*. La grippe est, d'ailleurs, toujours facile à dépister, parce qu'elle attaque toujours, avec amour, le système nerveux : prostration, mal de tête, vertiges, névralgies, somnolence et délire font toujours partie intégrale du cortège de l'infection grippale. C'est là sa signature et comme sa marque de fabrique.

CHAPITRE XIV

COQUELUCHE et FAUSSES COQUELUCHES

La coqueluche est une maladie infecto-contagieuse conférant l'immunité par une première atteinte. Les enfants, bien que particulièrement prédisposés, n'en ont pas le monopole exclusif : j'ai soigné, pour ma part, chez des adultes, des coqueluches graves et pénibles. La maladie sévit surtout sur les enfants de deux à neuf ans ; ses germes se transmettent facilement dans les écoles, les jardins, les voitures, etc., etc.

Il existe trois périodes dans la coqueluche : la période *initiale*, avec un peu de fièvre et un catarrhe bronchique n'ayant aucun caractère spécial, dure une semaine ; la période *d'état*, sans fièvre, avec ses quintes caractéristiques, dure au moins un mois ; enfin, la période *de déclin*, retour à l'état catarrhal, avec suppression progressive des quintes, dure de deux à trois semaines.

Après quelques jours de rhume banal, la toux grasse de l'enfant devient quinteuse : elle le secoue et le congestionne. Il cherche à se fixer, à se soutenir, à se caler, pour résister à l'accès. Une série de toux convulsives, rapides, éclatantes, chasse complètement l'air de la poitrine : l'enfant, pour retrouver son souffle perdu, ouvre la bouche toute grande, se pâme, montrant une face bouffie, congestionnée, cyanosée, grimaçante. Soudain, se fait entendre une inspiration sifflante et stridente, presque au loin : c'est la *reprise*, qui met fin à l'anxiété et aux trépignements du pauvre petit, angoissé par l'asphyxie.

Une quinte complète se traduit par une série de ces petits drames entrecoupés de reprises. Elle se termine par l'expulsion de mucosités, visqueuses et filantes comme du blanc d'œuf : expectoration libératrice, qui est un des bons caractères de la maladie, aucune autre bronchite infantile (même parmi les plus graves), ne se traduisant par des crachats. Seule, la coqueluche fait exception à cette règle générale de pédiatrie pratique. Habituellement, l'enfant crache, comme on dit, dans son estomac.

Précédées d'un pénible chatouillement à la

gorge, les quintes sont beaucoup plus fréquentes la nuit que le jour; les émotions, les contrariétés, les indigestions jouent ici le rôle d'agents provocateurs. La plupart du temps, la quinte est assez violente pour comprimer l'estomac, par l'intermédiaire du diaphragme et forcer cet organe à expulser son contenu. Le danger d'inanition et le dépérissement viennent, précisément, de ces vomissements répétés, qui empêchent l'enfant de se nourrir.

L'effort des quintes cause aussi l'incontinence d'urines et de matières fécales, les hernies, la chute du rectum, les ruptures de vaisseaux, etc., tandis que l'asphyxie répétée compromet la crase du sang et voue l'enfant forcément à l'anémie. Mais toutes ces complications ne sont pas aussi redoutables que la broncho-pneumonie, cette infection pulmonaire inflammatoire : il faut la guetter sans cesse. Dès que la fièvre et l'abattement succèdent à la brusque suppression des quintes, il faut recourir aux bains sinapisés, aux bottes d'ouate et aux autres révulsifs.

Il est rare qu'une coqueluche, même bien soignée, dure moins de huit semaines, surtout si l'on est dans la saison froide et humide. Dans les intervalles qui séparent les quintes, l'enfant semble, d'ailleurs, bien portant ; il est gai, il est joueur. Dans la région du frein de sa langue, on observe de petites ulcérations grisâtres, dues à la projection de l'organe hors de la bouche, au moment des quintes et au frottement des incisives inférieures.

Le gros point noir de la coqueluche, en dehors de la broncho-pneumonie, c'est la tuberculose. Les anciens ne l'ignoraient pas, puisqu'ils dénommaient la coqueluche l'antichambre de la phtisie : *vestibulum tabis* (Morton). L'enfant maigrit, s'étiole, se cachectise peu à peu, lorsque des quintes sérieuses et persistantes continuent à entraver sa nutrition physiologique. Il faut en conclure que nous devons traiter énergiquement la coqueluche, surtout lorsqu'il s'agit d'enfants délicats ou débiles, prédisposés à la tuberculose par hérédité ou par le tempérament lymphatique exagéré.

On n'a guère l'excuse d'un diagnostic difficile. L'aspect de l'enfant en proie à la quinte n'est-il pas caractéristique ? La face est bouffie et congestionnée, les yeux injectés, les paupières tuméfiées, les veines du cou gonflées, les extrémités cyanosées : c'est le tableau de l'asphyxie. La quinte est précédée de tristesse, d'immobilité en quelque sorte *méditative*, pour rappeler le mot de Trousseau. Elle est souvent provoquée par des taquineries, des contrariétés, surtout après les repas ; il est bon que les parents connaissent cette particularité pour se conduire en conséquence.

Suivant les soins donnés, la durée de la période quinteuse varie, en effet, de vingt à cinquante jours, chaque quinte durant de trente à soixante secondes. La guérison prochaine s'annonce par le retour de la toux grasse. Lorsqu'il y a 60 quintes et plus dans les vingt-quatre heures, la mort est à redouter (2 à 15 quintes, coqueluche bénigne ; 15 à 25, moyenne ; au-dessus, formes graves). On calcule, d'ailleurs, l'intensité du mal d'après le nombre des inspirations sifflantes (ou reprises paroxystiques) et d'après la fréquence et l'abondance des vomissements. Filatov attache aussi de l'importance à la richesse des urines en acide urique pour distinguer la *coqueluchette* de l'*hypercoqueluche*.

Quelle est, au total, la nature de la coqueluche ? C'est un catarrhe convulsif, une *névro-*

laryngite, disait Piorry, ou mieux une *névrose greffée sur une bronchite*, selon la définition de Bouchut. Il est, toutefois, probable qu'un microbe spécial est pathogène du mal, bien qu'il n'ait pas encore reçu identification officielle. Ce microbe sécréterait des toxines convulsivantes, fautrices du spasme laryngien électif. Peut-être aussi ces toxines prédisposeraient-elles à la tuberculose, dont on ne saurait trop prévenir la pernicieuse explosion, en hâtant le retour du catarrhe terminal par une médication appropriée.

La coqueluche est grave, surtout dans les deux premières années, et principalement chez les nourrissons. Ses complications ressortissent à l'élément spasmodique et à l'élément infectieux. Les vomissements et la dénutrition qui en résulte ; les hémorragies nasales, quelquefois les larmes de sang et les crachements de sang, rarement l'hémorragie méningée ou cérébrale mortelle ; l'emphysème pulmonaire par effort, le spasme de la glotte, la dilatation aiguë du cœur, par pression sanguine exagérée : telles sont les complications de cause spasmodique. Ajoutons-leur les hernies, que l'on prévient par un bandage abdominal bien sanglé.

Parmi les complications d'ordre infectieux, signalons la bronchite et la trachéobronchite, assez fréquentes, la pleurésie, la péricardite, les polynévrites, etc. La grande complication secondaire, chez les jeunes enfants, est la bronchopneumonie, signalée, comme je l'ai dit, par la fièvre, qui supprime les quintes, en vertu du vieil axiome hippocratique « *febris accedens spasmos solvit* » (la fièvre en s'allumant fait dénouer le spasme)...

Il ne faut pas confondre la vraie coqueluche avec la fausse, observée souvent au cours des épidémies grippales. Cette dernière n'est point contagieuse et ne préserve pas d'une vraie coqueluche ultérieure. Ses accès sont plus diurnes que nocturnes, sa toux est moins houppante, sans saignements de nez, ni crachats, ni vomissements, ni œdème de la face, ni ulcère de la langue, ni changement de caractère, ni palpitations. La toux y est, d'ailleurs, plus opiniâtre que dans la vraie coqueluche, où elle est à peu près nulle en dehors des quintes. Toutes les affections du nez, du naso-pharynx ou du larynx peuvent donner naissance à une toux coqueluchoïdale, chez les petits nerveux ; chez les scrofuleux et rachitiques, ce sont des ganglions bronchiques gros ou dégénérés qui, en comprimant le pneumogastrique, provoquent des quintes. Je les ai fait souvent avorter par les cataplasmes très chauds, au-devant du cœur, les inhalations de gaz acide carbonique, ainsi que par l'usage interne des sirops sulfureux et iodo-tanniques. C'est aussi dans les fausses coqueluches que les inspirations d'iodure d'éthyle peuvent se montrer fort efficaces.

La fréquence de la fausse coqueluche nécessite, d'ailleurs, une étude spéciale, que nos lecteurs trouveront plus loin, avec tous les détails du traitement.

*
* *

La médication anti-coquelucheuse doit, avant tout, être bien acceptée par l'enfant. Il faut non seulement ne causer aucun dommage organique quelconque, mais encore n'entraîner ni dégoût ni colère capables de donner prétexte à des quintes. Je dis cela pour les vomitifs, surtout, souvent pénibles à supporter pour les enfants indociles : l'ipéca est, d'ailleurs, un remède fort utile, pour déblayer un catarrhe bronchique prononcé, principalement chez les sujets vigoureux et résistants.

On a préconisé, contre la coqueluche, les vaccinations et les injections de sérums plus ou moins spécifiques : ces médications n'ont aucune valeur. Il faut en rester, pour l'instant, aux remèdes symptomatiques, dont les meilleurs sont la belladone et la jusquiame, le bromoforme et les bromures, l'antipyrine et ses analogues. La belladone, excellent médicament, surtout chez les petits enfants, doit être, toutefois, prudemment maniée ; on fera bien de se méfier, sans cesse, des susceptibilités individuelles. Je donne, pour ma part, les paquets suivants, à la dose de un à six par jour, suivant l'âge et suivant aussi le degré d'intensité de la bronchite spasmodique :

Soufre lavé.	0,20
Gomme ammoniaque.	0,10
Poudre de racine de belladone.	0,05
— de Dower	0,01

M. pour un paquet.

Si les pupilles se dilatent, on diminue les doses progressivement.

Le bromoforme se donne à la dose de 4 gouttes par jour et par année d'âge : j'aime à le prescrire avec dose égale de chloroforme, dans du sirop de tolu ou de capillaire. Les résultats sont moins sûrs qu'avec la belladone et l'on a signalé parfois certaines tendances à la syncope cardiaque. Je ne suis point partisan des bromures, ni de l'antipyrine et de ses analogues (phénacétine, salipyrine, etc.) administrés par la bouche; j'ai trop crainte d'offenser l'estomac et de déprimer gravement les échanges nutritifs. Mais ces agents anti-spasmodiques donnent, administrés en petits lavements, d'excellents résultats. La cocaïne (en solution faible) est suivie parfois d'amélioration, donnée en badigeonnages, lorsque les quintes se répètent trop souvent.

Celles-ci s'améliorant, je remplace les anti-spasmodiques par les gouttes suivantes (de dix à cinquante par jour, en 3 ou 4 fois):

Teinture de myrrhe.	10 gr. de chaque.
— de benjoin.	
— de scille.	
— de valériane.	
— d'ipéca	
— de grindélia.	

M.

Matin et soir, je conseille les frictions avec un

mélange de deux tiers d'essence de pin et un tiers d'essence de niaouli.

Il est très important, du reste, de savoir varier les formules anti-coqueluchenses, dont l'activité s'épuise souvent assez vite. Si l'on déplore l'intolérance alimentaire, par suite de vomissements répétés, on n'hésitera pas à recourir aux lavements nutritifs, matin et soir (un verre de bouillon de bœuf dégraissé et non salé, un verre à bordeaux de vieux bordeaux rouge, un jaune d'œuf et une cuillerée à soupe de peptone sèche, — voilà la meilleure formule). Il est bien entendu que l'on offrira toujours à manger à l'enfant après les quintes : il faut, en effet, savoir profiter de l'accalmie qui suit l'orage.

L'application sévère de l'isolement et de l'antisepsie préservera l'entourage de la contagion, devenue aujourd'hui très rare dans les hôpitaux et dans les dispensaires, depuis que l'on pratique la sélection préalable des malades et des consultants. Il faut aussi recommander aux mères de famille la désinfection (par le sublimé au 500e) des crachats, linges et objets divers souillés par les coqueluchenx.

Le petit malade sera maintenu dans un milieu

calme, loin de toute excitation, et soigné dans une chambre spacieuse, bien aérée et ensoleillée. On lui donnera une nourriture substantielle, peu copieuse, et fréquemment répétée, consistant en aliments de digestion facile : viandes hachées et pulpées, œufs mollets, panades, potages au lait, crèmes renversées et, comme boisson, une bière bien gazeuse ou du champagne coupés d'eau calcique acidule. J'ai prescrit, avec succès, aux enfants nerveux, le café noir étendu d'eau ; aux dyspeptiques, la limonade lactique ou chlorhydrique. La désinfection des locaux par les essences balsamiques fréquemment pulvérisées évite, sûrement, bien des complications pulmonaires ; mais il faut aussi songer à une antisepsie plus directe des voies aériennes par l'huile mentholée, les badigeonnages de la gorge avec la glycérine résorcinée à 5 p. 100 et les insufflations intranasales de la poudre suivante :

Opoponax	20 grammes.
Salol	2 —
Quinine brute	1 —

(M. en poudre fine.)

Les grands bains tièdes de fleurs de tilleul éloignent souvent les spasmes rapprochés, modèrent la trop grande irritabilité du système nerveux. Il faut aussi tenir la main à ce que la température de la chambre, en hiver, ne dépasse pas 18° centigrades; on évitera le surchauffage (et même le chauffage) avec les appareils de faible tirage, qui spolient l'oxygène de l'air.

Le coquelucheux a, en effet, besoin de beaucoup d'air pur. On a, de tout temps, remarqué que le mal s'atténue et disparait par le changement de lieu et surtout par le séjour à la campagne. Malheureusement, il est loin d'être toujours pratique et commode de déplacer toute une maisonnée pour un enfant : il faut, pour cela, compromettre, parfois, de graves intérêts (sacrifiés, il est vrai, assez gaiment, à l'amour des petits). Mais c'est folie, sous prétexte de déplacement, d'inf333ioriser les conditions hygiéniques d'un malade. Outre que le grand air n'est pas toujours très favorable (surtout au cours de la mauvaise saison), mieux valent de bons soins dans la maison paternelle, que les médiocres conditions d'un hôtel ou d'une maison étrangère. Il est bon de le dire et de le proclamer.

On doit toujours secourir l'enfant pendant la quinte : lui déboutonner ses vêtements, lui pencher la tête en avant, en soutenant son front; désobstruer (avec les doigts ou avec un pinceau) le fond de la gorge des mucosités qui l'encombrent; chercher à lui faire avaler un peu de tisane de serpolet bien chaude, sucrée avec le sirop d'erysimum. La manœuvre de propulsion de la mâchoire inférieure en bas et en avant (manœuvre préconisée par le médecin allemand Sobel) jugule, assez souvent, les accès ou empêche leur éclosion, surtout chez les enfants qui ont dépassé le premier âge. Ladite manœuvre est des plus faciles à enseigner aux mères et aux bonnes d'enfants, qui, ainsi, peuvent arrêter une quinte, principalement pendant la période nocturne, si fatigante pour les coquelucheux. Il s'agit d'une méthode d'application anodine, procurant le maximum de soulagement avec le minimum de complexité et susceptible d'enrayer les complications de la coqueluche aussi fidèlement que bien des médications dangereuses ou mal tolérées. Il faut donc vulgariser le procédé de Sobel, sauf à ne point y recourir lorsqu'il existe des aliments dans la bouche ou l'œsophage.

En cas de phénomènes asphyxiques au cours d'une quinte, il faut projeter à la figure de l'enfant quelques gouttes d'eau très froide ; lui flageller le cou et le devant de la poitrine à l'aide d'un mouchoir mouillé. On peut aussi lui donner à inhaler quelques gouttes d'éther ou à avaler une cuillerée de café noir très fort et très chaud. En cas de syncope ou de mort apparente, on aura recours, le plus tôt possible, à la respiration artificielle et aux tractions rythmées de la langue.

On a recommandé, pour modifier la durée, la fréquence et l'intensité des quintes, les bains d'air comprimé et les inhalations d'oxygène : ces moyens abrègent certainement la durée du mal, modifient le catarrhe des bronches, relèvent l'état général et éloignent ainsi les complications. L'inhalation d'ozone (trois séances de dix minutes chaque jour) fait cesser les quintes en peu de temps : elle diminue, d'abord, la reprise spasmodique de la toux, puis arrête les phénomènes congestifs, masque la violence des crises, en raccourcit la durée. Mais elle exerce peu d'action sur les phénomènes infectieux et sur la broncho-pneumonie secondaire imminente. Je préfère l'inhalation de vapeur d'eau oxygénée sur du papier buvard, pratique n'entraînant aucune instrumentation.

Je crois aussi, sincèrement, au pouvoir abortif des pulvérisations phéniquées. Je les pratique plusieurs fois par jour, à un mètre environ du sujet, à l'aide d'un grand pulvérisateur à vapeur, chargé d'eau phéniquée à 2 p. 100, que j'aromatise avec vingt gouttes d'un mélange de térébène, thymol et eucalyptol. La pulvérisation doit durer environ un quart d'heure et user une centaine de grammes de la solution. Presque toujours, on voit, après vingt-quatre heures, la coqueluche revêtir une forme plus bénigne, avec quintes plus rares et moins graves, par cette facile médication.

Il faut aussi exiger du coquelucheux une *bonne respiration*, faite bien à fond, par des mouvements bien coordonnés, capables de remédier à l'ataxie respiratoire et de *rééduquer*, en quelque sorte, les fonctions thoraciques. Le massage vibratoire cervico-trachéal, la gymnastique suédoise sans appareils, la pratique des *exerciseurs* en caoutchouc, les gargarismes fréquents avec l'infusion chaude de coca saturée de chlorate de potasse, m'ont aussi donné d'excellents résultats dans les coqueluches rebelles. Le classique changement d'air ne sert vraiment, dans ces cas, qu'à un stade avancé de la névrose respiratoire :

c'est une pratique de convalescence plutôt qu'un véritable traitement de la maladie.

Pour éviter la tuberculose qui guette le convalescent, je préconise une alimentation très substantielle, le suc de viande crue, les lavements d'huile de foie de morue. Comme médicaments, le sirop iodotannique, les arsenicaux, les phosphates, les sulfureux, l'hélénine, le benzoate d'ammoniaque, etc., sont ceux qui ont le mieux raison du catarrhe bronchique persistant et tenace. Quant au climat, je préfère la mer chez les enfants lymphatiques, la montagne chez les anémiques. L'atmosphère ozonisée des forêts de pin et de hêtre restaure particulièrement l'hématose compromise. Les eaux sulfureuses et arsenicales conviennent aux enfants déjà grandets; en hiver et au printemps, le séjour de la Provence ou des Pyrénées est fort à désirer, tout en continuant toujours à y éviter, avec soin, les refroidissements. Notons ici, en effet, que les coqueluchеux, même bien guéris, sont sujets, pendant bien des mois, à tousser encore *en coqueluche*, à l'occasion d'un coup de froid ou d'une simple grippe : il ne faut pas prendre cette toux pour une récidive de la coqueluche, alors qu'elle n'est qu'une rechute du spasme glottique, par un retour de l'habitude réflexe du larynx. Les jeux violents en plein air, par un temps variable ou venteux, avec des vêtements insuffisamment chauds, sont suspects, à cet égard, de nocivité.

Quel sera, maintenant, le traitement à diriger contre la *broncho-pneumonie*, qui complique parfois la coqueluche et noircit cruellement le pronostic de cette maladie de l'enfance? Les suppositoires de salicylate de quinine, les gouttes d'alcoolature d'aconit (une toutes les deux heures), la révulsion par le sinapisme et par le coton iodé, la désobstruction des bronches par l'ipéca, le kermès, le sel ammoniac, le benzoate de soude, etc., représentent les moyens actifs les plus usités. Il faut aussi maintenir les forces par une alimentation tonique : bouillies diverses, poudre et jus de viande, thé de bœuf, vin de quinquina additionné, par verre, de dix gouttes de teinture de musc et cinq gouttes d'alcool camphré (excellente formule toni-stimulante).

La broncho-pneumonie (on le sait) a rarement une allure brusque et dramatique. Elle se signale surtout, dans l'enfance, par la fréquence insolite des mouvements respiratoires, l'oppression, le pouls fréquent, coïncidant avec une température relativement peu élevée et un violent embarras gastrique. De plus, cette maladie procède par poussées successives et peut, parfois, persister quinze à vingt jours, insidieuse et asphyxiante. Après une période d'agitation et d'angoisse, on voit fréquemment survenir l'immobilité, la somnolence et le coma mortel, pour peu que l'inflammation broncho-pneumonique se diffuse et se généralise.

Il faut toujours procéder, lorsque la chose est possible, à l'examen bactériologique des crachats, afin d'apprécier le degré de gravité pronostique de la maladie et surtout afin de la différencier d'avec la tuberculose. Plus l'enfant est jeune, plus le mal acquiert de gravité. Lorsque le streptocoque domine dans les crachats, la maladie est longue, pénible et sujette à rechutes. Lorsque c'est le pneumocoque, c'est généralement le contraire. Il va sans dire que les irrégularités dans les mouvements du cœur compliquent aussi, singulièrement, la situation. Je me trouve bien, dans ces cas, de prescrire le champagne additionné de spartéine ou de teinture de kola.

On emploie, actuellement, beaucoup les bains

frais, chez les enfants broncho-pneumoniques. Je n'en suis partisan que lorsque des températures fébriles excessives mettent l'existence en péril sérieux. Au-dessous de 40°, je me contente de frictions d'eau-de-vie camphrée ou d'eau fraîche vinaigrée, sur tout le corps. Soyons enfin avares de sang à tirer, comme d'opium à administrer, chez les enfants.

Les essences de pin, d'eucalyptus, etc., évaporées dans de l'eau bouillante, les inhalations légères d'iodure d'éthyle, sont très favorables à l'antisepsie des bronches. Il faut aussi obliger l'enfant à boire beaucoup de tisanes chaudes, principalement la tisane de violette et de quatre-fleurs, afin de débarrasser les voies respiratoires de leurs mucosités et de provoquer aussi des éliminations sudorales favorables.

L'enveloppement par le drap mouillé a un grand avantage, que j'ai souvent observé chez les jeunes enfants. Il réveille l'appétit, c'est-à-dire qu'il contribue à la reprise de la vitalité, sérieusement compromise. Or, la stimulation nutritive est souvent indispensable au succès curatif dans les infections des voies respiratoires. Bien plus, j'affirme, avec tous les observateurs consciencieux, qu'une terminaison par guérison n'est possible que chez l'enfant qui mange bien.

L'alimentation, c'est le grand cheval de bataille, l'*aria di bravura* de toutes les cures infantiles.

*
* *

A côté de la coqueluche vraie, il est nécessaire maintenant de décrire la fausse coqueluche, causée ordinairement par l'irritation des ganglions de la trachée et des bronches.

Chez les jeunes sujets lymphatiques ou scrofuleux, les ganglions sont très impressionnables; ils augmentent de volume par la moindre cause irritante, se congestionnent et s'enflamment. Une fois gros et indurés, ils reviennent difficilement à leur intégrité normale et se tuberculisent, se *caséifient*, avec la plus grande facilité. C'est ainsi qu'à la suite d'une bronchite simple, et surtout d'une bronchite compliquant une fièvre, éruptive ou infectieuse, on voit s'engorger les glandes lymphatiques avoisinant la trachée et les bronches. La syphilis héréditaire joue, assurément, un rôle causal dans cette affection (quoique bien moins marqué que celui dévolu à la scrofule). On observe, d'ailleurs, l'adénopathie trachéo-bronchique sans aucune altération broncho-pulmonaire et comme la seule manifestation, toujours insidieuse, de la tuberculose infantile. L'essentiel est de savoir la dépister de bonne heure : car (de même que la phtisie) elle ne saurait guérir, autrement que soignée attentivement, dès les débuts des premiers symptômes.

Une toux sèche, quinteuse, fréquente et rauque, analogue à celle de la coqueluche, mais différente par l'absence de *reprise* dans la quinte et d'expectoration finale, ainsi que par la rareté des vomissements, a son explication, toute mécanique, dans la compression des nerfs récurrents et pneumogastriques par les tumeurs. Parfois, on observe de véritables accès d'asthme, avec agitation violente, phénomènes asphyxiques, anxiété excessive, voix bitonale ou éteinte, palpitations, hoquets. L'enfant s'essouffle au moindre effort et présente une sorte de cornage, ou plutôt de sifflement à l'inspiration : l'ingestion du bol alimentaire détermine, par compression de l'œsophage, une sensation de strangulation ou de resserrement de la poitrine. La compression nerveuse du médiastin explique la face bouffie et rouge, les lèvres bleues, les saignements de nez, les crises de cyanose, parfois l'œdème dit *en pèlerine*, qui, chez certains enfants, recouvre la partie supérieure du thorax. Mais ces divers symptômes de compression pouvant manquer, la percussion et l'auscultation doivent, le plus souvent, assurer le diagnostic. Ce dernier sera facilité, grandement, par la constatation d'autres ganglions, au cou, aux aisselles, ou d'autres lésions scrofulo-tuberculeuses, aux os, à la peau, aux articulations. Le passé morbide des enfants et celui des parents éclaireront ainsi la situation diagnostique la plus obscure.

Le pronostic dépend, évidemment, du volume et du nombre des ganglions engorgés, mais surtout de l'état général. Ce qui est certain, c'est que l'évolution de la maladie est fort lente, et que l'hygiène peut, avec l'aide de la pharmacie, réaliser la guérison, en sollicitant la résolution de la majeure partie des masses engorgées, le reste finissant par subir la dégénérescence fibro-crétacée, c'est-à-dire la transformation qui met le point final à l'évolution anatomique du tubercule.

On évite l'apparition de l'adénopathie, en soustrayant les malades et les convalescents aux milieux confinés et malsains; et notamment, en ayant recours au climat maritime, adapté dans les conditions voulues pour une poitrine délicate. Une alimentation riche, la viande crue et le suc de viande, les œufs frais, le laitage, la bière, les vins riches en sucre et en tannin favoriseront la convalescence de enfants lymphatiques.

La pharmacopée nous offre également de précieuses ressources. L'iodoforme, le phosphate de fer, les arsénicaux s'opposent à la pullulation micro-organique, fortifient la crase sanguine, et activent puissamment la phagocytose. Nous arrêtons, par ces moyens longtemps continués, la déchéance vitale; nous activons la nutrition en souffrance et organisons, vigoureusement, la résistance de l'enfant contre le bacille insidieux et subtil qui l'assaille. Le sulfure de calcium, parasiticide, antiputride et excitant de la fonction pulmonaire, constitue l'un des meilleurs toniques modificateurs du système lymphatique : son action substitutive, due à la grande quantité d'hydrogène sulfuré qu'il tient en réserve, complète et corrobore l'action fondante et résolutive de l'iodoforme. C'est, par excellence, l'agent de *remontement général* que Bordeu décrivait, jadis, dans les eaux sulfureuses des Pyrénées. Son usage supprime la susceptibilité bronchique, et stimule les réactions cellulaires chez les descendants d'arthritiques, qui sont souvent des lymphatiques et des rabougris.

L'adjonction des granules de *strychnine* (arséniate et hypophosphite) augmente encore les réactions nerveuses contre la maladie, et possède aussi un rôle utile pour s'opposer à l'atonie et à la dilatation d'estomac, qui, en gênant la nutrition, complique, si habituellement, le vice fonctionnel de l'économie dans son ensemble. En cas de bronchoplégie prononcée, on fera bien de s'adresser à l'ipéca et à l'ergotine, stimulants des muscles de Reissessen.

L'*iode*, sous ses formes diverses, est un merveilleux excitant de la fonte glandulaire : il fait d'abord dissoudre et disparaître l'infiltration subinflammatoire du tissu conjonctif qui entoure les ganglions, tue les microbes des culs-de-sac et relève la circulation locale, sans déterminer l'intolérance manifeste des préparations iodurées. L'activité vitale du ganglion se trouvant relevée, l'hypophosphite et le glycérophosphate de chaux, le tannin et l'acide gallique, faciliteront la transformation fibro-crétacée de l'adénopathie trachéo-bronchique, c'est-à-dire sa guérison définitive. Les préparations de phosphore calcaire sous la forme la plus soluble, la plus oxydable et la plus assimilable doivent être administrées, à doses sagement progressives, afin de ne déterminer aucun phénomène secondaire du côté du tube digestif, qui demande toujours à être ménagé, et même respecté, surtout dans le jeune âge.

L'indication des arsénicaux (iodure d'arsenic, acide arsénieux, arséniate de soude, de fer et d'antimoine) se dresse aussi, fréquemment, pour favoriser les fonctions digestives et nutritives, diminuer la sensibilité des centres respiratoires, épargner les combustions, empêcher l'atonie des bacillaires, et lutter contre les tendances leucémiques. Pour combattre la toux spasmodique, les préparations de belladone, d'*aconit*, de jusquiame et de *codéine* peuvent s'alterner ou se combiner dans leur emploi. La *narcéine* et la ciguë sont aussi recommandées par certains auteurs, pour parer aux symptômes de suffocation et de dyspnée paroxystique. J'ai déjà signalé les inhalations d'iodure d'éthyle, doublement indiquées pour leur valeur antispasmodique et pour le pouvoir résolutif dû à leurs principes iodés.

Il ne faut jamais oublier la révulsion, dans la cure de l'adénopathie bronchique. Aux badigeonnages de teinture d'iode, aux frictions d'alcool camphré ou d'essence de térébenthine, je préfère, matin et soir, en avant et en arrière de la poitrine, alternativement, une onction avec le mélange suivant :

Lanoline.	40
Teinture d'iode iodurée.	25
Savon noir.	30
Gaïacol synthétique	8
Terpinol.	4
Essence de lavande.	2

M.

(Gros comme une noisette, chaque fois; puis, recouvrir d'ouate).

Les bains sulfurés et chlorurés, naturels et artificiels, la vie au soleil, les grands modificateurs de l'hygiène, viendront compléter nos efforts, en s'opposant à la stase chronique de la lymphe, et à la constitution hypoglobulique d'un milieu de culture particulièrement propre à l'infection tuberculeuse.

Mais il est important de savoir agir à temps et de continuer longuement, en les variant, les traitements que je viens d'énumérer d'une manière fort sommaire; et cela, tout en sachant nous méfier du surmenage thérapeutique, hostile au jeune âge.

CHAPITRE XV

MALADIES DU CŒUR

La péricardite et l'endocardite sont, chez les enfants, consécutives à la scarlatine, à la rougeole, à la diphtérie, plus souvent peut-être qu'au rhumatisme articulaire. Les signes physiques sont à peu près analogues à ce qu'ils sont chez les adultes : mais, il y a ordinairement moins d'intensité de douleur et de fièvre, de palpitations, d'oppression et d'angoisse. Toutes les manifestations rhumatismales, même légères et bénignes (le simple torticolis, parfois) peuvent, chez l'enfant, se compliquer d'endocardite : si celle-ci tue rarement, elle laisse, presque toujours, après elle, un état organique plus ou moins grave. Quant à la péricardite rhumatismale, elle est souvent mortelle dans le jeune âge.

Ces manifestations aiguës demandent à être traitées énergiquement : la *vératrine* et la *quinine*, les sangsues et les mouches dans la région précordiale nous en fournissent les moyens. La *spartéine*, la *caféine*, le *théobromine* s'appliquent aux accidents subaigus. Quant à l'épanchement péricardique, on ne le ponctionnera que s'il est très important, et l'on se contentera de faciliter sa résorption par une stimulation énergique de tous les émonctoires : la *pilocarpine*, la *scillitine*, l'*évonymine*, le *calomel*, l'*aloès*, seront ainsi administrés à tour de rôle. Il va sans dire que le régime lacté restera absolu. Toute tendance asystolique sera combattue par la digitaline, donnée à dose régulièrement progressive, pendant quatre jours : on exigera, pendant le traitement digitalique, le repos le plus complet. L'*arséniate de strychnine* (2 milligrammes par jour pendant une dizaine de jours) maintiendra les bons résultats obtenus. Quant à la prévention ultérieure des lésions valvulaires, les meilleurs médicaments sont l'iodure de sodium, donné vingt jours par mois, et la spartéine les dix autres jours : les bains chlorurés chauds et la rigoureuse hygiène générale seconderont les efforts de la nature réparatrice.

Les *palpitations* constituent un important symptôme à étudier, notamment au point de vue du diagnostic différentiel. Sont-elles organiques, sont-elles nerveuses? Tout praticien doit, d'abord, élucider leur origine. Ce n'est guère la fréquence, pas plus que le rythme ou l'intensité, ni d'autres symptômes subjectifs ; ce sont la percussion et l'auscultation minutieuses qui donnent la clef du diagnostic, et, par conséquent, du traitement. Rien n'est plus fréquent, chez les enfants anémiques, névropathes, sujets aux vers et aux troubles digestifs, que de voir apparaître ces battements violents, accélérés et tumultueux, endolorissant la région précordiale. Ne négligeons, d'ailleurs, jamais le traitement des palpitations, même purement nerveuses : car, il est démontré que le cœur peut, à la longue, sous l'impulsion d'un fonctionnement exaspéré, s'hypertrophier et (surtout chez l'enfant) *se dilater*, c'est-à-dire s'amincir dans ses parois.

Lorsqu'aucune lésion cardiaque ne vient expliquer les palpitations, c'est habituellement, l'anémie, ce sont les troubles digestifs, qu'il faut incriminer. C'est ainsi que le mal n'est fréquent, dans les lycées et les pensions, qu'à cause du régime alimentaire défectueux, fauteur de dyspepsie flatulente, aggravé par un mauvais règlement hygiénique des études et des récréations, et par des attitudes scolaires vicieuses. Les débuts de la formation menstruelle, les saignements de nez abondants, les habitudes d'onanisme, sont aussi des causes fréquentes de chlorose et, par conséquent, d'émotivité cardiaque. Redoutons toujours, dans ces cas, l'invasion de la tuberculose latente, surtout chez les adolescents, dont la croissance rapide témoigne d'un état d'équilibre instable entre le système nerveux et l'organisme entier en voie d'active évolution. Les maux de tête, l'insomnie, les points de côté, l'embarras gastrique, la petite toux sèche, accompagnent souvent cette forme périlleuse de *tachycardie*, qui demande, avant tout, la cessation de toute fatigue physico-mentale, et le repos complet à la campagne, afin de faire taire l'éréthisme circulatoire, avant qu'une première hémoptysie vienne sonner le glas de la phtisie pulmonaire.

Combattre la cause qui produit les palpitations : voilà en quoi se résume toute thérapeutique efficace. C'est ainsi que Potain guérit une tachycardie cachectique, chez une petite fille, par la simple expulsion d'un ténia. Entourer de soins le tube digestif, instituer une bonne hygiène alimentaire, avec repos complet après les repas, traiter la constipation ; éviter l'abus des exercices violents, pendant la croissance principalement ; épargner aux enfants les émotions de tout genre : voilà des préceptes qui se prêtent à tous les cas. Parmi les médicaments modificateurs de la nutrition, il faut recommander les ferrugineux, et notamment l'*oxalate de fer* (qui s'applique même à la tuberculose latente des chlorotiques, grâce à son pouvoir vaso-moteur et décongestif, aussi important que sa valeur globulisante) ; l'acide arsénieux, l'*hypophosphite de strychnine*. Dans les cas rebelles, je joins à ces moyens, les inhalations d'oxygène, les frictions vives, les bains électro-statiques et les petits lavements de sérum artificiel. Contre la crise elle-même, les meilleurs agents sont le monobrômure de camphre et le valérianate de zinc, alternés : je conseille aussi les bains de tilleul tièdes de vingt minutes. Enfin, je prescris toujours aux parents d'éviter de questionner sans cesse et de plaindre leurs enfants malades : en attirant, par suggestion, leur attention exagérée sur l'organe circulatoire, ils créent chez eux une sorte d'hystérie cardiaque spéciale, que j'ai souvent trouvée, pour ma part, difficile à déloger.

Un mot sur les lésions organiques. Les cardiopathies rhumatismales, chez les très jeunes enfants, voient souvent leurs désordres s'aggraver promptement. L'important, pour le praticien, est surtout de savoir distinguer l'hypertrophie du cœur de la dilatation : on sait que le pouls bondissant est signe d'hypertrophie, tandis que la grande matité de la paroi indique la dilatation. Or, l'hypertrophie est l'indice d'une compensation bienfaisante : il faut, à la puberté surtout, faciliter cette période critique. La dilatation est toujours, au contraire, une étape d'aggravation.

Tous nos efforts doivent tendre à compenser la lésion valvulaire. Un enfant surveillé, maintenu dans de bonnes conditions hygiéniques, fournira, bien souvent, un pronostic favorable. Les *préparations iodées*, la *spartéine*, la *scille*, le *calomel*, le régime lacto-végétarien, l'air pur, le repos physique et intellectuel aident à la compensation. En cas d'insomnie, je conseille la jusquiame et le camphre monobrômé. En cas de poussées aiguës du côté de l'endocarde, la *vératrine* et l'*aconitine* rendent de grands services : songeons-y et n'oublions pas que ce sont les récidives (même les plus légères) du rhumatisme, qui entretiennent et accroissent les lésions valvulaires jusqu'à l'incurabilité. Fuir l'humidité, éviter les changements brusques de température, la mer et la montagne, les sorties par les jours de grand froid, de grand vent et de grande chaleur; imposer, d'un bout de l'année à l'autre, le régime vestimentaire de laine, sans corset ni lien constricteur; soigner attentivement le moindre symptôme apparaissant du côté des jointures ou des voies respiratoires: telles sont les précautions qui s'imposent, chez les enfants prédisposés.

Quant à l'hygiène du cardiaque, elle consiste à éviter les contractions musculaires trop intenses, trop prolongées, trop souvent répétées: l'effort lui est néfaste; tout jeu violent sera donc prohibé, comme aboutissant fatalement au cœur forcé. On épargnera aussi à l'enfant malade le travail scolaire, surmenage de l'attention dans une atmosphère viciée, sur ce lit de Procuste, qu'est le mobilier scolaire! L'alimentation, surtout lactée, sera répartie en quatre ou cinq petits repas: on évitera les mets fermentescibles (sucre, pâtisseries, crudités) ainsi que les boissons trop abondantes, et l'on apportera toute l'attention possible au maintien intégral des fonctions gastro-intestinales, dont les perturbations retentissent coutumièrement sur le cœur, même normal. Chaque semaine, un verre d'Hunyadi-Janos assurera le bon fonctionnement viscéral.

CHAPITRE XVI

LA CONSTIPATION

Lorsque la constipation se trouve liée à un rétrécissement de la lumière de l'intestin, ce qui est, parfois, le cas chez les enfants du premier âge, la médecine, impuissante, doit appeler la chirurgie à son secours. Le plus souvent, la constipation est la résultante d'un trouble fonctionnel du tube digestif ; c'est une atonie, une inertie, une parésie de l'intestin. En dépit d'une apparente bénignité, elle ne saurait être négligée, dans son traitement, sous peine d'une offense assurée aux intérêts de la santé générale, lorsque des complications *locales* ne sont pas les immédiates conséquences d'une constipation mal soignée. L'embarras gastrique plus ou moins grave et récidivant, les éruptions tenaces d'urticaire ou d'eczéma, principalement aux membres supérieurs, les poussées d'entérite simple ou membraneuse dues à la stagnation (irritante surtout pour l'S iliaque) de matières stercorales anciennes et concrétées en scybales; la fissure à l'anus, les hémorroïdes, les hernies, la chute du rectum : voilà les suites les plus communes de la constipation dans le premier âge. Ce n'est pas sans raison qu'Ettmüller surnomme le ventre : *valetudinarium infantile*. La lésion survit souvent alors au trouble fonctionnel disparu et s'émancipe, pour ainsi dire, de sa cause.

Les bébés les plus constipés sont ceux qui sont allaités par des nourrices à vieux lait ou nourris avec un lait stérilisé trop riche en caséine et en sels calcaires. Choisir un sein plus jeune, étendre le lait avec un tiers de décoction d'orge ou d'avoine légèrement miellée : tel est le traitement à diriger contre ces deux causes. Les petits lavements d'huile d'amandes douces tiédie, les suppositoires avec parties égales de beurre de cacao, savon médicinal et lanoline, sont aussi d'excellents moyens adjuvants, chez les nourrissons. En cas de constipation plus opiniâtre, on mêle avec une cuiller à café de sucre de lait une pelle à sel de magnésie calcinée et l'on introduit journellement, ce mélange dans le biberon. Les résultats de cette petite méthode sont constamment favorables : on obtient, sans coliques, ni diarrhées, des selles faciles, régulières, louables. Il est bon d'activer aussi la contractilité intestinale, par des frictions et embrocations d'huile de camomille camphrée, répétées sur le ventre, matin et soir.

S'il s'agit d'enfants à la mamelle, il est souvent indispensable de traiter la mère ou la nourrice, lorsque ces femmes sont constipées. On leur évitera la vie sédentaire, le manque d'exercice, l'alimentation carnée exagérée ; on leur conseillera la bière, le régime lacto-végétarien et l'usage régulier des laxatifs. Le sulfate de soude passe sûrement dans la sécrétion lactée, surtout lorsqu'on sait le prendre dans une solution très étendue ; je conseille dans la journée, 8 grammes de ce sel, à prendre dans un litre de tisane d'orge, mélangée d'un tiers de lait et sucrée avec 50 grammes de lactose. Ce mélange, qui n'a rien de désagréable, a l'avantage d'apaiser la soif, qui tourmente, si habituellement, les nourrices.

Il faut savoir que rien, comme la constipation, n'entrave le développement normal des bébés. Toutes les fois que les garde-robes ne sont pas réglées à deux au moins par jour et suffisamment copieuses (80 à 100 grammes) ; toutes les fois que le nourrisson n'évacue (sous forme de crottes sèches ou de mastic laminé) que le trop-plein seulement de son bol intestinal, on peut s'attendre à voir apparaître divers symptômes anormaux : pleurs et crispations au moment de la défécation, ballonnements du ventre, parfois hernies ombilicales, toujours troubles digestifs, souvent accès de fièvre, phénomènes nerveux, congestion du foie, etc. L'agitation, l'insomnie, les maux de tête, les convulsions elles-mêmes peuvent être les conséquences de la constipation. Le gros ventre nous cache aussi, parfois, la tuberculisation sournoise des ganglions du mésentère. Il est trop tard, alors, pour aviser avec succès.

Le vomissement, phénomène banal chez les petits enfants, est fréquemment symptomatique d'évacuations stercorales irrégulières. Il est coutumier de survenir par crises ; il s'accompagne de rétraction du ventre, d'urines rares, parfois d'état fébrile, indicateur de l'infection du tube digestif : malaises, lassitude, manque d'entrain et d'appétit, changement de caractère, dégoût des jeux, langue sèche et chargée, ventre sensible, précèdent ou accompagnent les vomissements, âcres et bilieux, avec intolérance complète de l'estomac pour le lait et les autres boissons. Cet état, qui dure un ou deux jours, n'est pas rare chez les petits constipés de souche nerveuse ou arthritique. (En interrogeant les ascendants, on trouve souvent une mère constipée, hystérique ou neurasthénique, un père rhumatisant, goutteux ou herpétique.)

Il est possible de juguler cette complication désagréable, sinon périlleuse, de la constipation, en administrant, d'emblée, au bébé, un lavement d'un demi-litre d'eau savonneuse, 15 grammes de glycérine bien pure et 8 grammes de sulfate de magnésie. On ne craindra pas de répéter ces lavements, en cas d'évacuations insuffisantes; il faut que, par ses contractions répétées, le gros intestin récupère sa tonicité normale : c'est ainsi qu'on apaise les flatulences du canal gastro-intestinal et le spasme stomacal qui en résulte. Si, malgré tout, le vomissement persiste et que l'haleine exhale une odeur acétonémique, on aura recours au lavage de l'estomac avec la solution de benzoate de soude à 1 p. 200.

Chez les enfants du second âge, la constipation représente un état non moins fréquent et qui tend même à revêtir davantage le caractère constitutionnel. Le jeune sujet est maigre, son teint est pâle, ses chairs sont molles, son caractère est difficile ou capricieux ; son appétit est tantôt vorace, tantôt nul ; son haleine et sa peau présentent une odeur forte et désagréable ; son abdomen, distendu par les gaz et les matières, devient sensible à la pression. Que de fois n'a-t-on point flairé un mal organique, alors qu'il ne s'agissait que d'une énorme distension des anses intestinales, due à la persistance de l'atonie des viscères ! Que de *stercoromes* comme tumeurs-fantômes, depuis que la médecine est au monde ! Cependant on fera bien d'examiner toujours, avec soin, si l'arrêt des matières ne dépend pas d'une obstruction matérielle, d'une appendicite, d'une affection des centres nerveux (méningite au début), etc., surtout lorsqu'il existe des nausées et des vomissements.

Il faut, à partir du moment du sevrage, habituer l'enfant aux potages et aux bouillies relâchantes : gruau d'avoine ou orge malté, farine de maïs, arrow-root, julienne en purée, farine de lentilles, etc., à base de lait ou de bouillon de poulet. A la dose de trois par jour, ces potages ont l'avantage de calmer la boulimie de beaucoup d'enfants, tout en réfrénant les symptômes gastriques des constipés. Le changement d'air, les massages du ventre, les eaux alcalines, conviennent à la constipation constitutionnelle des petits arthritiques. Ils doivent éviter l'abus du lait, recommandé à tort comme boisson après le sevrage.

Mais il importe surtout de les habituer de bonne heure, à être et à rester végétariens ; à user et abuser des légumes frais, des fruits cuits, du pain bis, du laitage ; à être très sobres de viandes rouges, d'épices, de sauces, de fritures, de pâtisseries et de sucreries, de bouillon, de fromages fermentés, de vin et de café. On leur apprendra à discipliner leur intestin, à se présenter régulièrement à la garde-robe pour se livrer aux efforts évacuateurs nécessaires, en dehors même de tout besoin. Les enfants carnivores ont souvent le teint avenant et fleuri : mais leur haleine et leur langue sont mauvaises, ils souffrent de constipation, de dyspepsie et de migraine.

Une ou deux fois par semaine, on leur fera prendre, le matin à jeun, une cuiller à café de magnésie lourde, dans un verre d'eau de seltz sucrée avec une cuillerée à soupe de sirop de framboises : mélange agréé par les plus difficiles. Un grain de Vals, au coucher, activera le foie engourdi ou torpide et procurera une bienfaisante éjaculation biliaire.

Chez les enfants déjà grands, dont la constipation est très marquée, je conseille d'appliquer, chaque soir, sur le ventre, un morceau de flanelle, imbibé d'un mélange d'un tiers d'huile de ricin et deux tiers de teinture de coloquinte (agiter avant l'usage); avant chaque repas, un verre à madère d'Hunyadi-Janos, jusqu'à production d'une déplétion suivie et nécessaire; des lavages intestinaux, au moins une fois par semaine, avec l'infusion de sauge ou de camomille boratée tiède, compléteront la détersion et l'antisepsie de la muqueuse intestinale. Je ne suis en aucun cas, partisan, dans le jeune âge, de clystères de plus d'un litre, dont la pression trop forte puisse éveiller des spasmes pénibles et provoquer l'angoisse gastro-intestinale. Dès que les lavements et les purgations semblent provoquer des coliques, on aura recours aux pilules suivantes :

Extrait de valériane	0.10
— de jusquiame.	0.03
— de cannabis.	0.01

Ces dernières nous rendent des services signalés

chez les petits névropathes, ainsi que l'hydrothérapie (la douche écossaise, notamment), la vie calme, le séjour à la campagne et la suppression raisonnée de tout surmenage nuisible au système nerveux.

⁂

Un mot sur les complications de l'atonie des intestins.

La constipation des enfants s'accompagne parfois de *gravelle intestinale*, dont les crises douloureuses apparaissent volontiers sous forme de coliques sèches violentes, que l'on se gardera de confondre avec les crises d'appendicite. J'ai vu cette forme de déchéance digestive (que la chimie a vainement tenté d'élucider) coïncider, dans le jeune âge, avec les calculs hépatiques, exceptionnels chez les enfants. Le ventre, alors, est en besace, flasque et pâteux ; le cæcum et le côlon sont contracturés (corde colique) et le *maximum* de la sensibilité siège au niveau du côlon transverse. L'ingestion d'aliments grossiers, irritants, de mauvaise qualité, de fruits à pépins mal mûris, etc..., favorise, chez les petits nerveux et les arthritiques, l'apparition, par crises infectieuses, de cette gravelle fécale. Chez les petits malades, la fatigue et la palpation du ventre éveillent des douleurs entéralgiques violentes, avec phénomènes d'abattement et d'anxiété parfois alarmants. Le traitement de la lithiase intestinale se confond avec celui de l'entérite muco-membraneuse, que je développerai plus loin.

Les *hémorroïdes* apparaissent aussi chez les enfants constipés : elles se caractérisent par de la cuisson, de la chaleur, des démangeaisons à l'anus, des selles sanguinolentes, coïncidant avec l'apparition de petites tumeurs violâtres, du volume d'un gros pois, très sensibles au toucher, au-dessus du sphincter contracturé. Les compresses analgésiques et décongestives à base d'antipyrine, les pommades et suppositoires à l'extrait de ratanhia; tous les matins, une cuillerée à café de l'électuaire : miel 100 grammes, soufre lavé 15 grammes; aux repas, les gouttes de teinture d'hamamelis, constituent le meilleur traitement. Il faut aussi donner, aux repas, une bière légère : la meilleure est le malt Barley. S'il y a fissure anale, la douleur pendant la défécation provoque un terrible spasme du sphincter, qui rend impossible tout effort expulsif et vient compliquer singulièrement la constipation. Le massage du sphincter, à l'aide d'une pommade au précipité blanc belladoné, la cautérisation de la fissure, parfois la dilatation de l'anus sous le chloroforme, sont alors les médications nécessaires, en général, pour la cicatrisation.

On ne confondra pas les hémorroïdes avec la *chute du rectum* chez l'enfant : la muqueuse prolabée forme, dans ces cas, une tumeur cylindrique, ni violacée ni ronde, et toujours recouverte d'un vernis muqueux filant : on la maintient par les douches froides locales, suivies de compression ouatée, après réduction à l'aide d'une compresse vaselinée.

L'*entéro-colite muco-membraneuse*, plus rare, assurément, que chez l'adulte (exceptionnelle, même, avant le sevrage) est caractérisée, dans le jeune âge, par des crises de diarrhée, ordinairement fétide et putride, alternant avec des périodes, plus ou moins longues, de constipation. Les matières rendues renferment, éparses ou en paquets, des mucosités épaisses, comparables à du blanc d'œuf à moitié coagulé, à des paquets de vermicelle cuit ou de ficelles. L'enfant accuse de fréquentes envies d'aller à la selle :

il se plaint aussi de coliques pénibles ; sa langue, blanchâtre, est rouge à la pointe et sur les bords. La soif est vive ; mais l'on se gardera de la satisfaire par des boissons froides, sous peine d'aggraver les accidents. Le ventre est ballonné, les traits sont tirés, la face est pâle, les yeux excavés et cerclés de noir. Pour peu qu'un traitement approprié intervienne, tous les symptômes s'améliorent promptement : si le traitement est incomplet ou négligé, l'affaiblissement de l'organisme, la dépression nerveuse et la maigreur ne tardent pas à apparaître, comme complications.

La croissance normale et l'avenir constitutionnel se trouvent singulièrement menacés, en effet, par l'entéro-colite, en l'absence d'un régime logique et d'un traitement sérieux, institués de bonne heure. Combien de dyspepsies graves, d'appendicites, d'états neurasthéniques et de candidatures à la tuberculose, chez les adolescents ; combien de reins mobiles, de dysménorrhées, de métrites ignorées, chez les jeunes filles, qui ne reconnaissent d'autre origine qu'une entéro-colite infantile !

Le régime doit être très sévère : il consistera,

essentiellement, en bouillies de céréales, potages au lait, panades avec le pain essentiel de Heudebert, œufs mollets et brouillés, poissons maigres bouillis, viandes gélatineuses, poulet bouilli et hâché, pâtes alimentaires, œufs à la neige, crèmes renversées, fruits cuits et fromage à la crème. Comme pains, de la biscotte, de l'échaudé ou des grissini. En cas de grande faiblesse, on donnera la confiture de Damas (mélange de pulpe de mouton cru et de gelée de coings) ou la poudre de viande mêlée à des épinards. Comme boisson, on fera bien de se mettre en garde contre le lait qui, à l'état liquide, est non seulement indigeste, mais constitue un trop bon milieu de culture pour les microbes infectieux. Il en est de même de l'eau albumineuse et de la décoction blanche de Sydenham. Je donne mes préférences à la bière noire anglaise (*stout*), étendue d'eau minérale bicarbonatée calcique et acidulée : ce mélange excite la diurèse et la copropoïèse, en même temps qu'il active et amplifie la tension sanguine. En cas d'atonie gastro-intestinale très marquée, j'ai recours, comme boisson, à la décoction très chaude d'orge ou de riz (préalablement trempée vingt-quatre heures, afin de développer, au sein de ces céréales, un commencement de fermentation diastasée) : j'ajoute à cette tisane un peu de *schiedam* ou de *whisky écossais*, qui en relèvent le goût, et, par l'essence de genièvre renfermée dans ces liqueurs, stimulent excellemment la sécrétion biliaire engourdie ou entravée.

La constipation domine toute entéro-colite. Il faut y remédier par le *calomel*, précieux médicament infantile : aseptique intestinal, bactéricide et vermicide, il se prend facilement, grâce à son insipidité. On le donne à la dose de 5 à 10 centigrammes, dans du lait ou du miel, ou encore dans un peu de malaga ou de sirop de fleurs de pêcher : les petites doses opèrent d'une façon substitutive, tout en rétablissant progressivement le fonctionnement normal des muqueuses.

Pour entretenir l'action laxative et détersive à longue échéance et panser les petites érosions de la muqueuse intestinale, j'administre, tous les deux soirs, un lavement avec 125 grammes d'huile d'olives et 0,50 de menthol. Les cataplasmes sur le ventre, les frictions d'huile de jusquiame, les bains de tilleul tièdes sont utiles pour la sédation des douleurs viscérales et la paix du système nerveux : on ne les négligera point.

Lorsque la sécrétion biliaire tarde à reparaître dans les selles, il faut donner de petites doses de *salol* ou de *salicylate de soude* ou de lithine. Je ne suis pas du tout partisan des injections hypodermiques de sérum artificiel (dont on use et abuse actuellement) : elles ne font guère qu'exciter et énerver, inutilement, les enfants, sans triompher de l'anémie et de la faiblesse qu'elles se proposent de combattre. Je n'admets guère cette méthode que dans les cas de tuberculose intestinale, d'engorgement ganglionnaire mésentérique, de noyaux indurés abdominaux (*carreau* des anciens).

Il est nécessaire de maintenir au lit, rigoureusement, les enfants, pendant la durée des crises d'entérite glaireuse. On leur appliquera des compresses chaudes sur le ventre et l'on fera une minutieuse toilette des intestins, par le moyen de grands clystères boratés et huileux, que l'on cessera dès que les selles seront veuves de tout agrégat membraneux et d'exfoliations muqueuses. Enfin, on observera, pendant vingt-quatre heures au moins, la diète liquide, consistant en bouillon de poulet avec jaune d'œuf, Képhir, limonade lactique. Toutes les trois heures, on fera prendre une cuillerée à café de la potion suivante :

Eau chloroformée.	100
Sirop de narcéine.	25
Glycérine pure.	10
Teinture de boldo.	5

M.

Il faut bien dire qu'en surveillant les garde-robes, à partir de la naissance, en évitant les excès de nourriture et l'alimentation vicieuse, à partir du sevrage, on préviendra toujours l'entéro-colite, ainsi qu'une foule d'états pathologiques de la digestion et de la nutrition, entièrement dus à nos habitudes polyphagiques précoces. D'ailleurs, chez le jeune constipé, le foie, impuissant à annihiler les toxines incessamment développées, s'engorge, se congestionne et devient douloureux : les reins, paresseux, *se constipent aussi* à leur manière, et les éliminations urinaires se raréfient. C'est le prélude d'un avenir peu brillant, au point de vue de la santé. Cependant, la prophylaxie, comme le traitement, seraient presque *mathématiques*, en ne perdant jamais de vue cet axiôme : presque toutes viscéropathies sont fonctions de coprostase, comme presque toutes dyscrasies sont fonctions de viscéropathies. Si la mère se montrait intendante intelligente des privations à imposer à l'enfant; si, systématiquement, elle avait recours aux lavements (ce *bouillon des deux sœurs*, dont abusaient nos aïeules du XVIIe siècle et dont nous n'usons pas assez) combien d'états pathologiques trouveraient peine à se recruter ! Mais la faiblesse des parents est comparable au lierre, qui tue l'arbre qu'il embrasse.

CHAPITRE XVII

LES VERS

Inconnus chez l'enfant à la mamelle, les vers intestinaux sont fréquents à partir de l'âge de trois ans surtout, et sont favorisés par le tempérament lymphatique. On a souvent, d'ailleurs, exagéré leurs méfaits et nombre d'enfants supportent, sans inconvénient notable, la présence de ces hôtes engendrés ordinairement par l'abus des crudités végétales en contact avec le sol et ses engrais : le ténia, plus rare, n'existant guère que chez l'enfant nourri de viande crue.

Quels sont les symptômes attribuables aux vers ? L'enfant se frotte le nez, grince des dents pendant le sommeil, accuse de la soif, des nausées, de la sécheresse de la gorge, un appétit capricieux ou vorace ; son visage est plombé, son nez pincé et effilé ; sa langue visqueuse et pointillée, son haleine fade et acidulée, ses yeux cernés, avec dilatation des pupilles : son ventre tuméfié, avec crampes d'estomac, douleurs à l'ombilic, démangeaisons anales, vertiges, bourdonnements d'oreilles, malaise général, faiblesse, amaigrissement, anémie.

La réunion de quelques-uns de ces symptômes doit nous faire supposer la présence des vers intestinaux. Mais le seul symptôme vraiment probant ou *caractéristique*, c'est la présence des entozoaires ou de leurs fragments, généralement expulsés par les selles. Encore ne faut-il pas les confondre avec les fausses membranes affectant un aspect vermiforme.

On voit parfois les ascarides gêner la circulation des matières intestinales, en s'agglomérant par pelotons ; on en a vu causer la jaunisse et l'appendicite, en obstruant les voies biliaires ou la lumière de l'appendice. Enfin, certains symptômes alarmants sont aussi de cause helmintiasique : la diarrhée chronique avec ténesme, la fièvre typhoïde, les fréquentes envies d'uriner, les pertes blanches, la toux spasmodique, les convulsions, les étourdissements, les syncopes, les troubles visuels (cécité, strabisme), les accès choréiques et épileptiformes figurent parmi les complications, directes ou réflexes, des vers intestinaux chez les enfants. On les explique ordinairement par l'action irritante des toxines sécrétées par ces parasites du tube digestif et résorbées ensuite.

Quels sont les vers les plus fréquents ?

Ce sont : le *trichocéphale*, mince comme un cheveu, long de 5 centimètres et qui habite le gros intestin : l'*ascaride lombricoïde*, d'un blanc jaunâtre, d'une longueur de 10 à 20 centimètres, assez analogue au ver de terre : il habite l'intestin grêle, ce qui nous explique son rejet possible par vomissement. L'*oxyure vermiculaire*, d'une longueur de 6 millimètres, habite, parfois par milliers, le gros intestin et préférablement le rectum. Il est souvent évacué en masse par les selles. C'est un ver filiforme, de mouvements agiles, entraînant les démangeaisons les plus intenses dans la région ano-génitale, surtout à la chaleur du lit : démangeaisons qui créent ou excitent les habitudes solitaires, si préjudiciables à la santé de l'enfance. Le *ténia*, de 1^m, 50 à 3 mètres est un ver plat et blanc, habitant l'intestin grêle et rare chez les enfants au-dessous de six ans : il se diagnostique par la présence dans les selles, de ses segments rubanés d'un demi-centimètre de large. Le *bothriocéphale*, dont les anneaux sont plus larges et plus courts, et dont la longueur varie entre 6 et 30 mètres, habite aussi l'intestin. Il est spécial à certains pays et provient du poisson, lotte ou férat des lacs alpestres. Disons, ici, du reste, que les œufs et larves des helminthes (et des entozoaires en général) peuvent être répandus dans l'air et dans l'eau et pénètrent au sein de l'économie humaine après successives transformations dans le corps d'autres animaux.

Il est généralement facile de faire évacuer les vers habitant le gros intestin, par l'action du calomel, des tisanes amères (dont le *quassia* est le type), de la santonine (10 à 30 centigr.) ou plus simplement de la décoction de semen-contra suivie d'une purgation à l'huile de ricin. La *santonine* se prend très facilement dans du lait ou dans du miel : il ne faut pas en abuser, vu qu'elle n'est pas sans inconvénients, chez les petits enfants surtout. La *mousse de Corse*, souvent plus active, est beaucoup plus inoffensive. Il est bon de donner aussi le lavement suivant, froid, que l'on prend couché après l'avoir fait précéder d'un lavement simple :

Décocté de racine de grenadier. . .	100 grammes.
Glycérine très pure	30 —
Extrait d'absinthe.	0gr,50
Gomme-gutte.	0gr,25
Jaune d'œuf.	n° 1
M.	

(Dose pour deux lavements, à vingt-quatre heures d'intervalle.)

Contre les oxyures, il est souvent nécessaire de donner la santonine et d'administrer (le soir de préférence, le lavement suivant, qui m'a toujours très bien réussi :

Infusion chaude de tanaisie.	1 verre.
Sel de cuisine.	10 grammes.
Huile de camomille camphrée. . . .	15 —
M.	

Agitez (à renouveler pendant plusieurs jours).

Contre les démangeaisons rectales, on introduit dans l'anus, matin et soir, gros comme un pois de :

Vaseline boriquée.	45 grammes.
Salicylate de bismuth.	4 —
Précipité blanc.	1 —
Menthol	0gr,50
M.	

Pour expulser le ténia, il faut préparer le sujet par des lavements et par une diète de quinze heures environ. Comme ténifuge, je préfère, de beaucoup la fougère mâle au kousso et à l'écorce de grenadier. L'émulsion de graines de courge sera donnée aux enfants difficiles. Il est indispensable, après la purgation, qui est de rigueur, de faire aller à la selle les enfants sur un vase rempli d'eau tiède, afin d'éviter la rupture du ténia, au cours de la défécation. Tout est, en effet, à recommencer, si la tête du ver n'est pas rendue avec le corps.

Les parasites étant expulsés, il faut tonifier les enfants affaiblis au moyen des reconstituants, gouttes amères, préparations iodurées et arsénicales. Il faut surtout compter sur la triple alliance des ferrugineux, du vin de quinquina et de l'huile de foie de morue. Le régime alimentaire sera soigneusement réglé, pour éviter l'apport de nouveaux parasites. En cas de persistance des troubles digestifs, on ordonnera les préparations de pepsine, d'acide lactique, d'acide chlorhydrique ou de phosphate bicalcique, excellente préparation eupeptique et fortifiante à la fois pour les enfants.

CHAPITRE XVIII

LA GASTRO-ENTÉRITE

Fléau des agglomérations urbaines, la gastro-entérite décime cruellement l'enfance. C'est l'une des entraves les plus sérieuses à la repopulation. Comme causes, on incrimine, avec raison, le mauvais lait, industriellement fourni par des vaches nourries de pulpes ou de drêches, lait acide et aqueux, notoirement funeste à la première enfance. Le lait trop riche en beurre et en caséine peut aussi occasionner des troubles digestifs, mais non de la même gravité. Le lait vieux, fermenté, criminellement étendu d'une eau impure ou contaminée ; la malpropreté des biberons et vases destinés à l'enfant ; l'incurie générale des classes ouvrières jouent aussi un grand rôle dans la production de la gastro-entérite.

Ce mal n'épargne pas les enfants nourris au sein, bien que ces derniers soient moins fréquemment et moins gravement frappés. Le régime défectueux d'une nourrice abusant des choux, usant des spiritueux, etc., les tétées mal réglées et gloutonnes, fautrices de digestions imparfaites, peuvent entraîner la diarrhée chez un enfant nourri au sein : mais il s'agit, le plus ordinairement d'une forme bénigne, non infectieuse. C'est surtout l'allaitement artificiel et l'alimentation précoce, c'est le sevrage prématuré, c'est la nourriture disproportionnée aux organes digestifs, qui occasionnent la gastro-entérite. Quelle est la grande cause de la dyspepsie chez l'adulte? C'est la surcharge alimentaire. *A fortiori*, chez l'enfant. L'estomac de l'âge tendre fonctionne très lentement ; ses parois se distendent aisément par des repas trop rapprochés, trop copieux, trop fermentescibles. Rien n'est donc plus dangereux que le *gavage* infantile : « Les enfants, a dit Hutinel, meurent rarement de faim, souvent d'indigestion ». Le sevrage précoce et mal compris n'est qu'un meurtre déguisé. Quant au rôle de la dentition pour la provocation des diarrhées de l'enfance, il est loin d'avoir la valeur qu'un tenace préjugé voudrait lui accorder parfois.

Les causes de la gastro-entérite dans la seconde enfance résident surtout dans une certaine prédisposition datant du premier âge, les indigestions, l'abus des boissons aqueuses pendant l'été (*summer's disease* des Anglais). La conclusion pratique est qu'il faut surveiller l'hygiène des nouveau-nés, pour épargner plus tard au jeune sujet les affections de l'estomac et de l'intestin [1].

La gastro-entérite se signale toujours par des prodromes de distension gazeuse abdominale, survenant sous forme de poussées, suivies d'atonie et de relâchement du ventre : ce dernier s'étale bientôt, flasque, à l'instar d'un ventre de batracien. Souvent aussi, des vomissements muqueux et bilieux précèdent une diarrhée couleur mastic, accompagnée d'irritation des fesses. L'enfant pâlit et maigrit. Bientôt, son ventre, beaucoup plus dur, annonce l'infection abdominale : il se fait de véritables débâcles de matières verdâtres et fétides.

Les formes de la gastro-entérite s'étagent avec une croissante gravité, depuis le simple catarrhe dyspeptique jusqu'au choléra infantile proprement dit. On a observé, de longue date, que c'est surtout pendant la saison estivale que les microbes

[1] Voir mes divers ouvrages : *Hygiène de l'estomac*, *Les troubles digestifs*, *Les maladies de la digestion*.

de l'intestin acquièrent le *maximum* de virulence pathogène. C'est cette infection qui nous rend compte des symptômes de putridité et des perturbations graves apportées à l'ensemble de la nutrition organique. Remarquons, d'ailleurs, que la diarrhée cholériforme, dite d'*été*, ne s'observe, à peu près exclusivement, que chez des enfants nourris au biberon et recevant d'autres aliments que le lait de leur mère ou d'une bonne nourrice. Très fragile chez le petit être, la muqueuse intestinale ne saurait se défendre, avec succès, comme chez les adultes, contre les microbes et leurs sécrétions toxiniennes. Il faut donc s'efforcer, comme seule et unique prophylaxie, de fermer toutes portes aux microbes.

Les formes graves de la gastro-entérite infantile ont reçu le nom significatif d'*athrepsie* : de *a* privatif, *tréphô*, je nourris. Une diarrhée profuse, des vomissements fréquents, une altération profonde des traits, le refroidissement (algidité), signalent ces formes graves. En quelques jours, l'enfant revêt l'aspect d'un petit vieillard : son nez est effilé, ses yeux caves, ses traits tirés, son cri éteint, sa prostration extrême. La mort est fatale, si l'on n'intervient avec énergie. Le *muguet* (voir chapitre IX), la suppression des urines, la somnolence, l'insensibilité, le chevauchement des os du crâne, sont des signes pronostiques de mort à bref délai : la diarrhée persiste jusqu'à la fin du drame pathologique, qui se termine par la respiration accélérée et stertoreuse, avec collapsus complet. Lorsque la guérison s'obtient, elle s'annonce par le relèvement du pouls, le retour de la chaleur à la peau, la diminution des vomissements, de la diarrhée et de la soif : *sitis, ægrorum crux*. Lorsque le choléra infantile déshydrate le nouveau-né (la perte d'eau peut dépasser 1 500 grammes en vingt-quatre heures), la diète hydrique abondante devient la seule sauvegarde du bébé, dont le dessèchement est toujours la préface de la mort.

Le tableau de la gastro-entérite est à peu près le même, quoique moins poussé au noir, chez les enfants du second âge. On observe l'intolérance gastro-intestinale, avec diarrhée, coliques et vomissements, mais moins d'algidité, souvent même une certaine fièvre, avec grande agitation. Les selles, d'un brun verdâtre, sont horriblement fétides ; les urines sont rares, mais l'enfant s'amaigrit moins vite et surtout les traitements énergiques ont, à coup sûr, beaucoup plus de prise, lorsque la première dentition est achevée.

On reconnait qu'un enfant a des coliques à ce qu'il crie, se met en colère, rapproche ses genoux de son ventre, se calme lorsqu'on vient à frictionner doucement son abdomen et son dos. Quant aux selles, il faut se souvenir qu'un enfant du premier âge doit avoir de trois à six selles dans les vingt-quatre heures, non odorantes et analogues, comme consistance et comme couleur, à des œufs brouillés. Si les selles deviennent brunes, bilieuses, fétides, verdâtres comme des épinards; si elles affectent la forme d'une diarrhée catarrhale séreuse abondante, il est très important de ne jamais négliger un traitement sérieux et suivi. La gastro-entérite, en effet, est fréquemment insidieuse ; elle est soumise à des améliorations passagères, essentiellement trompeuses : la mort sait dissimuler ses coups.

Un mot encore sur la *dysenterie*, avant d'aborder la question du traitement. Dans cette maladie, rare chez les nouveau-nés, les selles deviennent gluantes et sanguinolentes et s'accompagnent de douloureuses épreintes. Les lésions, alors, siègent dans le gros intestin et généralement dans le côlon : les ganglions abdominaux et le foie s'engorgent à la suite des ulcérations de l'intestin. Souvent grave et sujette à des rechutes fréquentes, la dysenterie infantile apparait, d'ordinaire, sous la forme épidémique et pendant la saison estivo-automnale.

Le moyen préventif et curatif le plus éprouvé pour combattre les états gastro-intestinaux des nourrissons, c'est l'alimentation naturelle au moyen du lait *humain* fourni, à l'état de sécrétion *vivante*, par les seins d'une mère ou d'une bonne nourrice. Excellent pour les veaux, le lait de vache n'a pas été créé du tout pour nos enfants ! Toutefois, lorsqu'il est stérilisé et que le biberon est parfaitement aseptique, il présente assez peu de dangers. De tous les laits animaux, le lait d'ânesse est celui qui se rapproche le plus du lait humain : malheureusement, il n'est pas toujours facile de s'en procurer et c'est un aliment fort dispendieux pour les bourses modestes.

On arrête souvent les accidents dès le début, en rationnant les tétées et en les espaçant sévèrement de trois en trois heures : après chacune d'elles, on donne une cuillerée à café d'eau de Vichy-Célestins. On frictionne légèrement le ventre avec l'huile de camomille camphrée et l'on y applique une flanelle bien chaude. Si la diarrhée persiste, on supprime le lait, que l'on remplace par du thé léger ou par de l'eau albumineuse (3 blancs d'œufs battus dans un litre d'infusion froide de fleurs d'orangers, additionnée de 2 cuillerées de vin de Champagne). Weill préfère un gramme de *gélatine purifiée* dans un litre de tisane. La suppression de l'alimentation arrête souvent la diarrhée et les vomissements, *qui sont excités par la putréfaction intestinale du lait* : l'estomac et l'intestin se reposent, la soif vive se trouve calmée, la diurèse maintenue, la déshydratation des tissus enrayée ; 50 grammes de liquide par demi-heure, pendant trente-six heures, suffisent ordinairement. Il est bon d'additionner l'eau d'un peu de gomme arabique en poudre. On essaie ensuite, doucement, la reprise de l'allaitement, sauf à revenir à la *diète hydrique*, si la diarrhée et les vomissements reparaissaient. Le lavage de l'estomac à l'eau bouillie est parfois excellent, en cas de persistance des vomissements. Quant aux irrigations intestinales, elles sont indispensables, s'il existe de la diarrhée verte : on emploie, dans ce but, matin et soir, un demi-litre d'eau bouillie légèrement boratée. Le traitement peut se compléter par une potion à l'acide lactique : 2 à 4 grammes pour 200 de sirop de limons.

S'il y a algidité, on aura recours aux bains chauds, bains sinapisés, suivis d'enveloppements ouatés ; aux injections sous-cutanées de caféine ou de sérum. Souvent aussi, le calomel à dose fractionnée, le café noir alcoolisé, la potion à l'acétate d'ammoniaque favorisent le retour de la chaleur animale.

Keller, de Breslau, envisageant la gastro-entérite infantile comme une intoxication acide, considère comme nécessaire de donner au nourrisson un aliment alcalin, pauvre en albumine et en matières grasses, riche en hydro-carbures assimilables. Il recommande le *malzsuppe*, soupe au malt, dont voici la recette : délayer 50 grammes de farine de froment dans 33 centilitres de lait de vache, passer le mélange au tamis. Dans un autre récipient, faire dissoudre à 50°, 100 grammes d'extrait de malt dans 66 centimètres d'eau additionnée de 6 grammes de bicarbonate de potasse, mélanger le tout et le faire réduire par la cuisson.

La vérité, c'est qu'il ne faut pas trop vanter la tolérance *pratique* de cet aliment, si bien conçu qu'il soit théoriquement. Il faut surtout compter sur le repos de l'estomac, pour mettre fin aux fermentations toxiques. Lorsque les symptômes d'infection ont disparu, on peut, si la diarrhée persiste, donner dix gouttes, 3 fois par jour (chez l'enfant d'un an) de la mixture suivante :

Teinture de ratanhia	5 gr. de chaque.
— de cachou.	
— de guarana	
— de colombo.	
— de badiane	
Elixir parégorique	

M.

Je considère aussi le lavement au nitrate d'argent (0,05 pour 125 grammes de tisane de grande consoude) comme précieux à administrer, matin et soir, pour tarir les sécrétions intestinales *rebelles* et mettre obstacle à cette incessante production de gaz dans l'intestin, qui entretient souvent l'atonie et la diarrhée.

Dans la convalescence, je conseille, matin et

soir, le paquet suivant, comme d'un emploi commode :

Extrait sec de quinquina	0,05 de chaque.
Benzoate de bismuth.	
Benzo-naphtol.	
Hypophosphite de calcium . . .	
M.	

Il faut avoir soin d'analyser les urines des enfants diarrhéiques, afin de ne point mettre obstacle à ces flux intestinaux, dus à l'albuminurie, qui éliminent, providentiellement, les poisons urémiques.

Pour éviter les diarrhées infantiles, il ne faut jamais sevrer un enfant avant douze mois, ni au moment des grandes chaleurs ou d'une éruption dentaire. De plus, le sevrage ne devra jamais être brutal. On commencera par espacer, graduellement, les tétées, pour ne cesser définitivement l'allaitement qu'après une quinzaine. Chaque tétée manquante sera remplacée par un peu de lait, un œuf, une panade à la biscotte, une bouillie de racahout Delangrenier. Si la diarrhée apparait, on donnera, de suite, l'eau de chaux albumineuse, sucrée de sirop de coings ou la décoction blanche de Sydenham (vieilles et excellentes préparations). On évitera surtout de surcharger l'estomac d'aliments grossiers et l'on se bornera aux potages lactés avec pain grillé, sagou, salep, semoule de riz ou de blé, tapioca, arrow-root, et surtout farine essentielle de Heudebert.

La viande crue peut rendre de grands services dans les diarrhées du sevrage : pour ne pas risquer le ténia, on aura recours au filet de mouton finement haché, passé au tamis et mélangé à un looch blanc ou à de la gelée de coings.

En fait de médicaments, cinq gouttes de créosote par jour, dans une potion gommeuse, ou cinq gouttes de perchlorure de fer liquide, matin et soir, dans un peu d'eau, répondent aux indications d'antisepsie, de resserrement et de reconstitution générale.

⁂

On évite les troubles digestifs de la deuxième enfance par l'institution d'un bon régime. Quatre repas par jour, deux grands et deux petits : farine maltée Defresne, potage au lait ou au maigre, à midi (semoule, tapioca, panade), avec un œuf à la coque et un peu de viande blanche ; petite crème renversée ou tartine de beurre à quatre heures ; le soir, un troisième potage avec un œuf et des légumes frais en purée.

Il faut interdire à l'enfance l'usage du vin et des mets échauffants ou excitants : viandes noires, gibier, graisses, fritures, sauces épicées ou acides, pâtes mal cuites, légumes avec cosses, poissons de mer et coquillages, pâtisseries et sucreries, soupes grasses liquides, pain trop frais, boissons prises en trop grande abondance, crudités, etc.[1]. Le régime doit être cependant beaucoup plus végétal qu'animal : rien n'est plus dangereux, pour la nutrition et pour la régularité des garde-robes, que l'usage excessif de la viande, conseillé aux enfants des villes sous prétexte de lutter contre l'anémie.

En cas de troubles digestifs avec tendances gastro-entéritiques dans la seconde enfance, on fera prendre, avant chaque repas, dans un peu de malaga coupé d'eau, dix à quinze gouttes d'une teinture ainsi composée :

Teinture de cannelle	parties égales.
— de vanille.	
— de quassia	
— de rhubarbe.	
— d'écorces d'orange. . .	

[1] L'ingestion des noyaux de cerise est une cause assez fré-

Après chaque repas, on donnera 50 centigrammes de pepsine acidifiée par l'acide chlorhydrique. S'il y a tendance aux vomissements glaireux, on ajoutera, matin et soir, dans une cuillerée de lait, le paquet de poudre suivant :

Magnésie calcinée	0,10 de chaque.
Craie préparée.	
Bicarbonate de soude.	
Poudre de gingembre.	

Les frictions alcooliques matin et soir, les bains salés et sulfureux et le séjour à la campagne, le ferment de raisins Jacquemin complètent et renforcent ce traitement.

Voici enfin la formule d'un bouillon conseillé par Méry contre les fermentations gastro-intestinales de l'enfance :

Carottes.	400	grammes.
Pommes de terre.	300	—
Navets	100	—
Haricots	30	—
Sel.	35	—

pour 7 litres d'eau (à faire bouillir longuement et à passer avec expression). C'est aussi une bonne

quente d'obstruction intestinale, curable par les grands clystères émollients.

formule contre la déshydratation des tissus dans le choléra infantile. Elle est calmante, nourrissante et tonique.

En cas de diarrhée du premier âge après avoir fait bouillir quatre heures ce bouillon de légumes on y ajoute une cuillerée à café de farine de riz pour 100 grammes de bouillon. (Préférer le riz à l'avoine parce qu'il donne un liquide plus clair.) On fait boire aux enfants une tasse, toutes les heures, de cette décoction légumino-céréale.

Les enfants tuberculeux sont parfois difficiles à distinguer des athrepsiques ; le développement du système pileux, les ganglions petits et durs comme des grains de plomb répandus dans l'aine, le cou, les aisselles et l'auscultation des poumons principalement, doivent faire reconnaître, le plus souvent, la tuberculose.

La *péritonite tuberculeuse* frappe surtout les enfants de 6 à 15 ans. Outre les moyens hygiéniques généraux déjà décrits, recommandons, contre cette maladie, les lavements d'huile de foie de morue créosotée, les frictions au savon noir iodo-ioduré, les ponctions suivies d'injections irritantes. Quant aux interventions chirurgicales proprement dites, elles sont rarement suivies de bons résultats. C'est surtout en surveillant le lait et la viande qu'on évite cette grave contamination du péritoine infantile, qui cause la mort de bien des petits.

Quant au *carreau* (tuberculose des ganglions mésentériques), son traitement est celui de la scrofule, avec un peu de révulsion locale par la teinture d'iode ou mieux les pointes de feu autour du nombril.

CHAPITRE XIX

LA FIÈVRE TYPHOIDE

La fièvre typhoïde est une maladie infectieuse, volontiers automnale, affectant une certaine prédilection pour la jeunesse dans les agglomérations urbaines. Elle tend, toutefois, grâce aux progrès de l'hygiène publique et privée, à devenir moins fréquente et moins grave depuis quelques années. Elle frappe surtout les déprimés et les surmenés, les non acclimatés ou les *désacclimatés* de préférence. Son origine hydrique est incontestable, mais ce n'est pas l'origine unique. L'infection de l'air et celle du sol, bien que moins faciles à saisir sur le fait, jouent aussi un rôle étiologique qui éloigne les bons esprits d'une conception pathogénique trop étroite et trop simpliste pour être dans le vrai. L'ingénieuse hypothèse du « microbisme latent » nous explique aussi bien des particularités dans l'éclosion du mal.

Les germes pathogènes de la fièvre typhoïde

(bacille d'Eberth), d'abord localisés dans l'intestin, empoisonnent graduellement l'organisme de leurs redoutables toxines. Les symptômes du début (après prodromes de huit à dix jours au moins) consistent dans l'insomnie, les saignements de nez, un mal de tête violent, avec vertiges et douleurs dans la région cervicale; on constate aussi cet état, particulièrement étrange, de prostration, qui a valu son nom à la maladie (τυφος, stupeur). La température fébrile s'élève, peu à peu, jusqu'à 40°. C'est alors (vers le 5ᵉ jour) que l'on voit apparaître, sur la poitrine et sur le ventre, les taches rosées lenticulaires caractéristiques; la langue se sèche, se *rotit*, se fendille; la diarrhée, jaune ocre, devient fréquente et fétide, la fosse iliaque droite gargouille et se sensibilise à la pression, les poumons se congestionnent; l'urine, raréfiée, contient de l'albumine, et la rate s'hypertrophie. Le malade, abattu, hagard, presque insensible, est, parfois, la proie d'un délire tranquille, parfois, au contraire, très agité.

Après vingt à vingt-cinq jours de cet état, la fièvre tombe et l'on constate un amendement graduel dans les symptômes, ainsi que la reprise des forces. Mais la convalescence est encore souvent pénible et traversée de rechutes atténuées, de réitération dans certains symptômes, parfois même de récidives véritables. Souvent, l'intelligence conserve une diminution indélébile; l'apathie, la perte de mémoire, la difficulté du langage, parfois l'imbécillité, sont les conséquences assez fréquentes, chez les jeunes gens, d'une fièvre typhoïde mal soignée, surtout lorsque l'hérédité nerveuse se met de la partie. Mais le véritable point noir du début de la convalescence, c'est la perforation intestinale : la fragilité de l'intestin au niveau des ulcérations des plaques de Peyer, doit toujours être présente à l'esprit des praticiens et des familles. On évitera ainsi bien des imprudences fatales.

Chez l'enfant, en vertu même de la sensibilité du système nerveux, la fièvre typhoïde commence assez souvent par du délire, des convulsions, des vomissements et de la *constipation;* souvent, la fièvre est assez peu marquée. On sait combien la pathologie infantile est plus fruste, plus ébauchée, moins nette que celle des adultes : c'est ce qui faisait dire à Hufeland que l'on peut être un praticien exquis et un fort médiocre pédiâtre !

Bien que la fièvre typhoïde présente généralement une marche cyclique, avec période d'état bien caractérisée, nous avons souvent à faire depuis une douzaine d'années, le diagnostic (assez délicat au point de vue différentiel) avec certaines formes de grippe abdominale. Dans la grippe, frissons et fièvre sont plus marqués dès le début, qui est plus dramatique qu'insidieux : on constate aussi que la courbature, les coliques, les vomissements sont plus prononcés que dans la fièvre typhoïde. La langue est aussi plus épaisse et la céphalée souvent plus intense. En résumé, le tableau morbide est plus tranché, plus *théâtral* dans l'influenza. La réaction agglutinante du sang (bien que parfois inconstante) peut compléter, dans les cas douteux, le diagnostic différentiel. J'attache aussi une certaine importance aux caractères de couleur, surtout d'odeur, de la diarrhée typhoïde (j'ai insisté sur ces derniers caractères dans mon récent ouvrage sur les *Odeurs du corps humain*). La température grippale est, enfin, beaucoup plus capricieuse ; les écarts du soir et du matin, les oscillations nycthémérales apparaissent bien plus accentués que dans la fièvre typhoïde.

A propos de cette température grippale, c'est un grand tort de s'exténuer à combattre le symptôme hyperthermique, comme on l'a fait trop souvent, à tort, dans les dernières épidémies d'influenza. Les excès d'antipyrine ont causé bien des désastres, en empêchant la destruction des microbes par les globules blancs (phagocytose), et en favorisant le collapsus du cœur, qui met obstacle à l'oxydation normale des déchets toxiques et à l'élimination urinaire.

L'hygiène joue un très grand rôle (peut-être le plus grand rôle) dans le traitement rationnel de la fièvre typhoïde. Il faut au malade une grande chambre, avec un air pur et frais, souvent renouvelé ; une chambre exempte de rideaux, sans tapis ni bibelots inutiles. Le malade sera changé de lit toutes les douze heures, ce qui facilitera grandement les soins de propreté constants dont il doit être l'objet. Les draps seront doux et bien tirés, pour éviter tout froissement de la peau ; les cheveux seront coupés court ; la bouche fréquemment lavée avec une solution de chlorate de potasse, les fosses nasales désobstruées par une pommade boriquée. Matin et soir, les téguments entiers seront nettoyés à l'eau tiède, additionnée de vinaigre aromatique.

Quant à la désinfection des linges souillés et de toutes les excrétions morbides, elle s'impose autant pour l'hygiène du malade que pour la préservation de son entourage. Les détails de toutes ces menues prescriptions ne sauraient être libellés que par un médecin sagace et exécutés que par une garde-malade expérimentée. C'est ici surtout qu'il faut rééditer cette phrase du grand clinicien italien : *la médizina e la scienza delle minutie!*

Tous les praticiens contemporains s'accordent sur la nécessité d'alimenter les typhoïsants. Depuis la réaction de Graves et de Trousseau contre Broussais et Louis (ces maniaques de l'antiphlogistique), on fait prendre aux malades, dès le début, du lait écrémé (une petite tasse par heure) et du bouillon dégraissé, parfois légèrement additionné de tapioca ou de farines d'orge ou de riz. A la condition de nourrir le fébricitant *par petites doses souvent répétées,* on ne constatera jamais ni intolérance gastrique, ni réaction intestinale ou générale, fâcheuse.

En cas d'adynamie, même, le vin de quinquina au grenache ou l'infusion de café, étendus d'eau, constituent des boissons toniques et éliminatrices qu'il faut imposer aux malades, en certaine quantité, afin de rehausser l'énergie circulatoire et d'assurer la perméabilité rénale, si importante dans toute infection et dans toute pyrexie.

N'oublions pas que l'inanition aggrave, quand elle ne les crée pas, les symptômes d'adynamie et de putridité ; qu'elle contribue aussi grandement à la perte des forces, à la paralysie du cœur et des poumons. Les expériences classiques de Chossat ne laissent aucun doute à cet égard. C'est pourquoi certains cliniciens contemporains, Vaquez en France, Eichhorst en Allemagne (pour ne citer que ceux qui me viennent à l'esprit), ajoutent au lait et au bouillon du jus de viande, des bouillies de céréales, des purées de légumes très claires, du jaune d'œuf et même du jambon maigre râpé, en petite quantité, et du pain très rassis ou de la biscotte, détrempés dans un peu de lait ou de bouillon. Conduite avec prudence, cette alimentation dans la fièvre ne semble présenter qu'avantages réels, si nous nous reportons aux observations publiées, ces dernières années, dans les divers recueils scientifiques.

Prudent et sagace, le traitement de la fièvre typhoïde comporte, en résumé, peu de médicaments. Le praticien a le devoir de respecter, autant que possible, les phénomènes morbides, dans leur enchaînement cyclique. Il évitera de perturber, par des médications intempestives, les tendances vitales médicatrices : « On ne triomphe de la Nature qu'en lui obéissant », a dit un grand médecin philosophe, Baglivi.

Le vocable « *expectation armée* » résume assez bien la conduite à tenir. De bonne heure, il est indispensable d'administrer une bonne purgation : c'est la meilleure antisepsie de l'intestin. Une dizaine de centigrammes de calomel, suivis, une ou deux heures après, d'une cuillerée à soupe de sulfate de soude pulvérisé, dans du thé léger, élimineront les bacilles du tube digestif, stimuleront la fonction hépatique et exerceront, sur les muqueuses viscérales engorgées, une action substitutive des plus utiles. Des compresses échauffantes sur l'abdomen modéreront la sensibilité inflammatoire de cette région.

Le lendemain de la purgation, on libellera le régime lacté intensif, alternant avec la tisane d'orge et la limonade vineuse (additionnée d'un gramme d'acide lactique par litre, pour modérer l'entérite). Il faut exiger la prise de trois litres au moins de liquides par vingt-quatre heures, afin d'effectuer un réel *lavage interne*, qui facilite la diurèse et les éliminations toxiniennes. Quand les selles sont fétides, on fera bien, suivant la méthode de Bouchard, de prescrire l'iodoforme : cinq centigrammes toutes les deux ou trois heures, 25 à 30 *pro die*, représentent la dose nécessaire et suffisante. La mise en liberté de l'iode, à l'état naissant, au contact des follicules intestinaux, exerce une action microbicide que l'on n'obtient pas aussi bien avec le *salicylate de bismuth*, le *naphtol*, la *résorcine* et autres médications plus dangereuses que rationnelles en général.

La fièvre intense sera atténuée par la quinine : un ou deux jours de ce traitement suffiront pour ralentir le pouls, remonter la pression sanguine, combattre les maux de tête violents et abaisser d'un ou deux degrés, la température viscérale. Cette excellente médication sera précieuse, surtout vers la fin de la maladie, pour provoquer les décharges urinaires qui précèdent volontiers la défervescence pyrétique.

Pendant les deux premiers septenaires, il sera bon de continuer, au moins tous les deux jours, un verre d'Hunyadi-Janos, afin d'évacuer les putridités intestinales, d'exciter le péristaltisme et les sécrétions qui stimulent la phagocytose. Dès que l'albuminurie nous indique un mauvais fonctionnement du rein, il faut supprimer toute médication dangereuse pour cet organe : aussi, je m'étonne de voir un certain nombre d'auteurs continuer alors le calomel. Cette médication mercurielle ne sied que tout à fait au début. Le sulfate de soude est, ensuite, le purgatif de choix. Je le prescris dans du bouillon de veau et de poulet et j'obtiens ainsi une action *osmotique* puissante, quasi torrentielle, avec les dernières évacuations à peu près inodores, c'est-à-dire une vraie lessive viscérale.

Le jour où l'on ne purge pas, on doit donner un lavement de camomille. La fièvre étant modérée, on cessera la quinine. En cas d'hémorragies, l'*ergotine* s'oppose à la parésie vasculaire et redresse la contractilité des muscles, compromise par le poison typhique. En cas de faiblesse du cœur, la *caféine* et la *spartéine* accroîtront la résistance organique et favoriseront l'expulsion urinaire des déchets de désintégration. On verra, par la tonicité imprimée à la circulation, le malade sortir de sa torpeur et reprendre du bien-être et de la force.

Contre la chaleur fébrile consécutive à des complications, le *salicylate de quinine* se trouve indiqué. C'est lui qui favorisera le mieux la réaction fébrifuge, judicatrice de la maladie et provocatrice d'une défervescence définitive, sans agression ni anticipation dangereuses. Douze à quinze centigrammes suffisent, pendant deux ou trois jours de suite, pour arriver à ce but : il est utile d'y joindre quatre ou six gouttes de teinture de *digitale*, lorsque le myocarde a besoin de ton. Nous n'avons pas à redouter, avec ce traitement simple, les brusques rehaussements de la tension artérielle, accusés, à juste titre, d'avoir excité des hémorragies parfois mortelles.

Je répète encore qu'il ne faut jamais s'acharner contre la fièvre, *nisus naturalis*. Rien n'est absurde comme ces doses massives de quinine ou d'antipyrine (pavés de l'ours), alors qu'il suffit de quelques lotions vinaigrées, de quelques lavements froids légèrement salicylés, pour obtenir un abaissement suffisant de la température fébrile

Je ne suis pas non plus un partisan de la méthode de Brand comme système. Les bains froids sont, pour moi, l'ultime ressource des cas graves, en cas d'incendie organique incoercible : leur danger réside dans la constriction vaso-motrice qu'ils sollicitent et dans le brusque surmenage cardiaque qui en dérive. Quant aux hautes doses de quinine, elles ne sont pas non plus sans danger pour l'encéphale : quinze à vingt centigrammes de *valérianate* ou de *bromhydrate de quinine* modéreront, suffisamment, la fièvre, stimulant doucement le myocarde, et apaisant les réflexes cérébro-médullaires, en régularisant la circulation périphérique dans son ensemble.

Les infections secondaires se préviennent par le sérieux nettoyage des téguments et des muqueuses, qui leur servent de porte d'entrée. Les potions au *benzoate de lithine* lutteront contre une albuminurie trop marquée. Quand la diarrhée est trop abondante, les cachets de *salicylate de bismuth et de tannin* (10 à 15 centigr. de chaque) et surtout la *colorne* (8 à 10 centigr. par jour) seront fort utiles. En cas d'adynamie prononcée, de prostration stupide, de tendance aux hémorragies et au collapsus, il faut donner, alternativement, toutes les heures, un milligramme d'*arséniate de strychnine* et un centigramme de *bromure de camphre*, pour éveiller l'activité nervine. Dans les formes ataxiques, Graves conseille la potion de tartre stibié et d'opium : les dosimètres la remplacent par les granules d'*émétine* et de *codéine*, excellente formule antispasmodique et contro-stimulante ; puissante association, aussi, pour combattre les complications broncho-pneumoniques et les congestions respiratoires. Il va sans dire que les ventouses sèches et les variations du décubitus restent les moyens classiques contre l'hypostase et qu'il y a toujours nécessité de commencer par cette médecine du bon sens, qui est aussi une prophylaxie. Dans certains cas, les inhalations d'oxygène et les injections salées trouvent leur indication, pour corser l'action dynamogène et relever cette activité cellulaire qui entraînera les toxines hors de l'organisme. Contre la pneumonie typhoïde, on continuera de donner la *digitaline* et la *vératrine* et l'on appliquera la ceinture de Priessnitz souvent répétée autour du thorax.

Lorsque le tympanisme est très marqué, je conseille le lait glacé à l'intérieur et les cataplasmes très chauds à l'extérieur. Toutes les potions à l'extrait de quinquina et autres ne font guère que compliquer le trouble paralytique de l'intestin. Dans certains cas, je me suis bien trouvé de suspendre le lait, même glacé et de le remplacer par du bouillon de bœuf, dégraissé, très chaud, additionné d'un tiers de vieux Bordeaux rouge.

La mort dans la fièvre typhoïde a lieu par excès de fièvre, surintoxication, paralysie du cœur, hémorragies profuses, perforation de l'intestin, complications pneumonique, cérébrale, rénale ou péricardique. Liebermester a dit, que la clef du pronostic est dans le pouls, bien plus que dans la température. Mais le pouls et le thermomètre sont les deux juges qui prononcent le mot : guérison.

La fièvre étant guérie, reste la convalescence, qui, ici, constitue presque une maladie nouvelle. L'économie sort, en effet, toujours très amoindrie de l'infection typhoïde : il lui reste des prédispositions morbides remarquables, qui tiennent aux modifications imprimées par les toxines aux tissus et aux organes. Que de lésions cardiaques, rénales, hépatiques, écloses longtemps après une fièvre typhoïde, ne sont que des manifestations tardives et larvées de l'infection, dont l'écho retentit, à longue échéance, dans notre organisme ! La médecine a le devoir et le pouvoir de lutter contre ces évolutions morbides insidieuses, qui compromettent si gravement la santé ultérieure de nos petits clients.

Pendant la convalescence, il faut opposer une résistance sévère à l'appétit, souvent impérieux : graduer l'alimentation par les potages clairs, les œufs pochés dans du bouillon, le thé de bœuf, le poisson, les cervelles, les purées de viandes et de légumes, les bouillies de céréales, le jus de viande, les crèmes renversées, les fruits cuits, bien tamisés, le vin vieux coupé d'eaux minérales peu gazeuses, la bière de malt, etc. Nos confrères du midi se trouvent très bien, même au cours de la fièvre, d'administrer des bouillons végétaux (décoctions de lentilles, de pois chiches, de céréales, etc.), afin de suppléer à la nourriture lactée, médiocre et assez mal supportée dans leurs régions. Je suis très partisan de ces sortes de tisanes, riches en nutriments inorganiques assimilables et en principes diastasés eupeptiques et eutrophiques : elles savent ménager l'estomac, dont nous faisons trop la bête de somme et le souffre-douleur de l'organisme, alors qu'il doit rester surtout son grand manœuvrier de guérison.

La fréquence des perforations au cours des convalescences (et aussi au cours de ces *fébricules typhoïdelles* que l'on méconnait trop, hélas !) nous dicte la nécessité de surseoir à l'alimentation solide le plus longtemps possible. Les liquides nutritifs restituent, d'ailleurs, efficacement, l'activité nutritive et ont l'immense avantage de donner plus sûrement la chasse aux substances excrémentitielles, dont la présence attardée dans l'économie est tristement démontrée par les récidives et les rechutes...

CHAPITRE XX

AFFECTIONS NERVEUSES

Les affections nerveuses, très fréquentes chez les enfants, sont souvent associées à des troubles digestifs et à l'empoisonnement du sang qui en dérive. Songeons que le cerveau est, vers les premiers temps de la vie, dans un état intense et permanent de suractivité : comparé aux autres organes, il les dépasse en volume, en poids, en circulation (le cerveau d'un enfant de deux ans pèse souvent plus d'un kilogramme) et c'est là, assurément, la cause anatomique des perturbations pathologiques les plus graves. Les inflammations du cerveau, les méningites, frappent, d'ailleurs, de préférence, les enfants débiles et précoces, sujets aux engorgements glandulaires, aux maladies de peau, aux irritations gastro-intestinales, aux maux de tête. A ce dernier égard, je me méfie toujours d'un jeune enfant qui fuit la lumière vive. Je redoute aussi l'insomnie : un enfant qui ne dort pas est un enfant menacé.

La *méningite tuberculeuse*, cette hydrocéphalie aiguë qui massacre tant d'innocents de deux à dix ans, est, volontiers, précédée de prodromes qu'il faut bien connaître : la céphalée, la variation du caractère, l'abattement, la somnolence, sont les plus constants de ces symptômes. L'enfant devient câlin à l'excès, témoignant l'unique et obstiné désir d'être tenu sur les bras : indifférent à ses jeux et amusements, il refuse de répondre aux questions; ses yeux se cernent d'un cercle bleuâtre; ses traits, pâles et tirés, expriment la langueur et le malaise. L'appétit devient capricieux et la constipation habituelle, le pouls irrégulier. L'enfant traîne les jambes, grince des dents, ne clôt pas entièrement ses yeux pendant le sommeil : il se réveille en sursaut et crie; il présente, aux joues, des bouffées de rougeur; sa physionomie grimace ; sa respiration devient irrégulière, entrecoupée de bâillements, de soupirs et parfois d'une petite toux irritante. Si graves que soient tous ces signes, surtout réunis, il n'est pas rare de constater, même à une période avancée de la méningite, des rémissions complètes, qui effacent, hélas! les craintes : espoir trompeur, fard de la mort, qui sait si bien (surtout dans les berceaux) dissimuler ses coups!

Toute affection cérébrale, dans l'enfance, demande à être traitée de la manière suivante. L'enfant sera maintenu dans une chambre bien aérée, un peu sombre, éloignée du bruit. On lui donnera du bromure par la bouche et du chloral en lavements ; s'il existe des convulsions, rien ne vaut le chloroforme en inhalations ou une potion avec quelques gouttes de teinture d'aconit. Le calomel à dose réfractée, le bon vieux vésicatoire assureront, parfois avec succès, la révulsion sur l'intestin et sur la peau. Lorsqu'on soupçonne l'hérédité syphilitique (qui n'est pas très rare chez les enfants méningitiques), on aura recours aux frictions de pommade mercurielle aux aines et aux aisselles et à l'iodure de potassium par la bouche ou en lavement. Lorsque l'inflammation cérébrale devient caractérisée, la tête sera aussitôt rasée et coiffée d'une vessie de glace ; on se trouvera bien, également (comme je l'ai constaté plusieurs fois dans ma pratique), de frictions répétées sur le cuir chevelu avec parties égales d'axonge, baume du Pérou et iodoforme. En cas de symptômes cérébro-spinaux, la ponction lombaire, pratiquée de bonne heure et plusieurs fois répétée, jouit, actuellement, d'un crédit qui semble mérité. Dans tous ces états lésionnels des centres nerveux, on se contentera, bien entendu, de la seule alimentation liquide par le lait et le bouillon aux jaunes d'œufs délayés. La calotte de glace sur la tête est excellente pour calmer l'agitation.

Si la médecine est souvent impuissante contre une méningite confirmée, elle peut beaucoup, en revanche, pour prévenir cette funèbre échéance morbide. Dès que l'enfant semble grognon, capricieux, il faut lui donner, dans un peu de sirop de quinquina, le bromure de calcium (0,30 à 0,60 de deux à six ans) ; s'il présente de l'insomnie, un lavement de chloral émulsionné avec un jaune d'œuf (25 à 40 centigrammes d'hydrate de chloral). On devra proscrire toute cause d'excitation chez les enfants prédisposés ou tarés par l'hérédité morbide : interdire le travail intellectuel, le jeu prolongé, la mise en exaltation de la sensibilité ; régler minutieusement le régime : exiger la vie végétative à l'air libre, — telle est l'ordonnance générale, sans préjudice des médications dirigées contre l'anémie, la scrofule, le rachitisme et autres diathèses. A force d'aimer ces pauvres êtres, nous pouvons les empêcher de mourir : mais il faut *savoir* et ne pas confondre les gâteries avec le véritable amour maternel.

Nous ne devons pas, faussement, comme le font les bonnes femmes, accuser les vers de tous les méfaits nerveux ni prescrire, d'une manière banale, les bonbons ou biscuits à la santonine, dont on abuse : d'Espine déclare, avec son expérience consommée, que la santonine dispose aux accidents convulsifs et cause plus de maux à l'enfance que tous les ascarides qu'elle vise à combattre. Ce qu'il faut surtout établir, pour le diagnostic, c'est la prédisposition névropathique, héréditaire ou familiale, trop souvent notoire chez les enfants issus de parents épileptiques, hystériques, alcooliques[1], syphilitiques, saturnins, tuberculeux...

Il faut aussi prendre garde aux chutes, aux

[1] Chaque goutte du sperme d'un alcoolique contient en germe toute la famille névropathique (Charcot).

chocs sur la tête, aux insolations, dont il est loisible de préserver toujours les bébés, en les surveillant spécialement, dès leur naissance. On éloignera les bébés du contact des phtisiques et de leurs bacilles ; on redoutera l'allaitement par une mère ou une nourrice douteuses ; on veillera au sevrage *progressif*, en proscrivant sévèrement le café, le thé, le vin, les liqueurs, les excès du régime carné. Une bonne hygiène digestive, avec bouillies de céréales et autres farineux riches en phosphore ; une attentive surveillance de l'estomac, de l'intestin et de l'évolution dentaire, ainsi que du vêtement, de la circulation et de la respiration ; des cheveux coupés court, une chambre à coucher spacieuse, sans rideaux, ni tapis, ni tentures inutiles ; un lit incliné, pour élever la tête sur un oreiller dur ; la crainte des cahots, des fatigues et même de la trépidation spéciale aux voitures d'enfants ; voilà encore des précautions utiles à observer chez les petits nerveux, si sensibles aux commotions et émotions de tous ordres. Comme traitement proprement dit, je conseille, tous les jours, un bain salé tiède d'un quart-d'heure, suivi de friction à l'alcool camphré ; trois semaines par mois, les gouttes suivantes, dans un peu de lait :

Teinture d'iode. . . . . } parties égales.
— de noix de galle. . . . }
M.

(De 3 à 10 gouttes, matin et soir, selon l'âge.) L'autre semaine, une ou deux gouttes par jour du mélange :

Liqueur de Fowler. . . . . . . } parties égales.
Tartrate ferrico-potassique . . . }
M.

Aux repas, cuiller à café de neurosine Prunier.

Rien n'est plus absurde que de surchauffer les centres nerveux des enfants, pour réaliser ces monstres qu'on nomme les « petits prodiges ». Rien n'est plus faux que cette éducation à haute pression, actuellement trop à la mode, où l'on abuse, tour à tour, du sport et des arts d'agrément, sous le fallacieux prétexte de faire diversion au surmenage de l'instruction scolaire proprement dite. C'est par ces pratiques que l'on exalte la personnalité, déjà si égoïste, de l'enfant. Il se croit le centre de l'Univers, alors qu'il n'est souvent qu'un pauvre candidat à la neurasthénie ! D'ailleurs, on ne se repose pas d'une fatigue par une autre fatigue : on surajoute et l'on accumule ainsi les désastres nerveux et les échanges continuels de mauvais procédés, faits au détriment des fragiles cellules cérébro-spinales. Comme résultat fatal, nous enregistrons, tous les jours, l'aptitude croissante du jeune âge à toutes les réactions névropathiques : tics, chorée, convulsions, strabisme, attaque d'hystérie ou d'épilepsie, neurasthénie précoce et autres désarrois du système nerveux dans le jeune âge.

Ce qu'il faut recommander, c'est l'exercice *naturel*, c'est-à-dire la marche, la course, les jeux de plein air, remèdes de la chétivité générale et sédatifs des nerfs. L'oxygène est le grand stimulant des échanges moléoculaires organiques ; il active circulation et respiration, calme la soif d'air, réveille la digestion et la nutrition, exalte l'appétence et régularise l'intestin, fait fonctionner la peau. Pratiqué au grand air (que ce soit à la mer, à la montagne, à la plaine ou dans les bois) l'exercice amuse, intéresse et harmonise les puissances nerveuses, qui commandent et régissent l'économie animale tout entière.

La *paralysie infantile* présente, fréquemment, les allures d'une maladie infectieuse. Elle débute par des troubles digestifs, de la diarrhée, des convulsions nocturnes. Rien, pourtant, ne paraît signaler une affection grave, et lorsque tout semble terminé, on s'aperçoit que l'enfant est paralysé : il suffit d'un jour ou deux pour l'accomplissement de l'œuvre funeste. Le maximum de fréquence de la paralysie infantile est entre dix-huit et vingt-quatre mois, à l'âge de la sortie des grosses dents : la maladie est exceptionnelle dans les premiers mois de la vie et après la quatrième année. Ce sont les membres inférieurs qui sont le plus souvent atteints et, ce qu'il y a de fâcheux, c'est la rapidité avec laquelle les attitudes vicieuses, l'atrophie, les raccourcissements musculaires viennent consommer les déformations qui ajoutent bientôt à l'impotence fonctionnelle l'infirmité définitive.

Il faut agir énergiquement, dès la période aiguë fébrile ; lutter contre les désordres infectieux du tube digestif par le calomel, la scammonée, les grands lavements de sérum artificiel ; assurer la révulsion par les ventouses scarifiées répétées le long de la colonne vertébrale et par les bains salés à 34° *centigr.*, donnés, toutes les trois heures, pendant dix minutes. A la période d'état, on aura recours aux électrisations (faradiques de préférence), aux toniques nervins et phosphatés, à l'iodure de potassium (de 0,10 à 0,25 par jour, dans du malaga au quinquina). Je conseille enfin, à dose de deux par jour, les pilules suivantes :

Extrait de valériane	0,10
Ergotine du Codex	0,05
Oxyde de zinc	0,03
Extrait de belladone	0,01

M. s. a. pour une pilule.

La paralysie étant chronique, le traitement devient alors orthopédique et chirurgical. Des appareils légers et bien adaptés, des sections tendineuses, des transplantations et, dans les cas les plus graves, l'*arthrodèse* d'Albert (de Vienne), opération consistant dans l'ouverture articulaire, le grattage des cartilages et la suture des surfaces, peuvent beaucoup pour améliorer la condition des malheureux enfants, dont la vie est rarement en péril, mais dont les muscles atrophiés et déchus se refusent à toute contractilité. Ajoutons aussi que les frictions, les bains sulfureux salés, les massages et surtout les courants électriques bien appliqués et continués avec persévérance, retardent et éloignent, parfois, cette période d'impotence musculaire définitive.

Chez les enfants, les *migraines* et les *névralgies* coïncident avec l'arthritisme et la chloro-anémie. Elles passent souvent inaperçues, dans le bas âge ; mais si elles sont intenses, les plus petits les trahissent par des mouvements des bras sur la tête, la traction des cheveux, le froncement des sourcils, les mouvements latéraux du crâne. La céphalée méningitique est violente et continue ; elle s'accompagne d'agitation, de vomissements, de pouls irrégulier et ralenti, de paralysie des muscles de l'œil, convulsions, perte de connaissance. Le médecin a le devoir d'interroger toujours les urines, au point de vue de l'albumine, en cas de mal de tête chez les enfants.

La migraine infantile est éphémère, intermittente, accompagnée de pâleur et d'apathie, mais avec conservation d'un bon état général. Si l'antipyrine n'en triomphe point, on examinera avec soin l'état du nez, des yeux et des oreilles ; on s'enquerra des antécédents héréditaires et du paludisme possible ; on traitera par le fer la chloro-anémie constatée. La céphalée due à l'onanisme se localise à l'occiput ; elle s'accompagne de perte d'attention et d'énergie et aboutit fréquemment à l'affaiblissement intellectuel, à la stupeur et à la démence si l'on n'arrête à temps le cours des habitudes vicieuses[1].

La *céphalée de croissance* est surtout frontale : elle a souvent pour cortège la mélancolie, le dégoût scolaire, les troubles de réfraction oculaire et d'accommodation, auxquels il faut toujours remédier par des verres appropriés. On constate aussi, pour le guérir, le défaut de perméabilité des fosses nasales par des végétations adénoïdiennes. Dans toute céphalée de croissance, on devra supprimer la tension d'esprit : on ordonnera la cure d'air (cure d'altitude préférablement) et les préparations phosphorées et strychnées, dont voici un type pilulaire excellent :

Hypophosphite de calcium	0,20
Arséniate de strychnine.	0,001

M. pour une pilule.

Les pilules de Blancard rendent aussi de précieux services.

En l'absence de ces soins, on voit parfois apparaître le sommeil défectueux, avec agitation,

[1] Nous reviendrons sur ces questions importantes aux chapitres suivants.

rêves pénibles, cauchemars. L'enfant devient nerveux et impressionnable, en proie aux palpitations, aux malaises viscéraux. L'irritation des éléments cérébraux se manifeste par la mobilité de la tête sur l'oreiller, le rejet des couvertures, la rougeur vultueuse, la respiration suspirieuse, les yeux brillants et injectés, la brusquerie, le verbiage et les terreurs nocturnes.

A quel signe reconnait-on qu'un enfant est *arriéré*, au point de vue mental ? D'après Ellis, quinze jours après sa naissance, ses yeux doivent suivre la lumière ou un objet brillant ; au bout d'un mois son regard est *adapté* (il ne louche plus), il doit commencer à sourire ; à trois mois, il doit commencer à se servir de ses mains ; à huit mois, reconnaitre les objets ; à tout âge, maintenir sa langue dans sa bouche et pouvoir soutenir sa tête dès le troisième mois ; parler et marcher du seizième au dix-huitième mois. On peut affirmer que 50 p. 100 au moins des enfants arriérés, imbéciles ou idiots sont les produits de l'hérédité nerveuse, des mariages consanguins ou de parents scrofulo-tuberculeux. De fort mauvais signes, au point vue mental, sont : le palais voûté et étroit, la grandeur de la bouche, le renversement des lèvres, la bave après la première année, l'expression indifférente, l'œil stupide, la gloutonnerie, les difformités corporelles en général et les mauvais instincts.

Certains enfants présentent, de bonne heure, de l'exaltation maniaque et même des accès de fureur homicide ou incendiaire. On observe, plus fréquemment encore, les idées bizarres, la jalousie, l'emportement, l'esprit de vengeance, la dépression mélancolique (celle-ci fréquente surtout à la puberté). Ce sont des états mentaux heureusement passagers, en général, et plus effrayants que graves. Mais ils indiquent toujours la susceptibilité névropathique, impliquant la nécessité de diriger et d'équilibrer les désordres d'un moral anormal, où l'hérédité occupe, généralement, la plus large place étiologique. Le milieu mondain et artificiel des villes est particulièrement hostile à ces enfants; il leur faut le contact intime et profond avec la nature et l'éducation simple et forte des petits paysans ; leur salut est à ce prix. L'alcoolisme des parents est aussi la cause fréquente de toutes ces tares nerveuses. En Belgique, les petits épileptiques s'appellent vulgairement les *enfants du dimanche*, parce qu'ils ont été conçus dans l'ivresse. Cette notion causale n'était pas ignorée des anciens observateurs (Diogène et Plutarque).

Un mot pour terminer, sur les *vices de prononciation*, favorisés par certains parents stupides qui trouvent amusant d'encourager, en les imitant, les enfants parlant d'une façon défectueuse et parfois drôle. Pour arriver à corriger un fonctionnement irrégulier de la parole, portons d'abord nos investigations du côté de l'ouïe et de l'arrière-nez[1] qui peuvent avoir besoin de traitements. Cela fait, la rééducation de la parole, au moyen des exercices d'orthophonie menés avec patience et persévérance, triomphe toujours du bégaiement ; ne guérit-elle pas la *mutité* ? (Il est évident que qui peut le plus, peut le moins). Gardons-nous surtout de rester indifférents en face de ces infériorités du langage qui, dans la lutte sociale actuelle, surtout chez nous (*Gallia nutricula causidicorum*, disait déjà J. César), constituerait, plus tard, une déplorable infirmité. Protestons donc contre le fatalisme apathique

[1] Les végétations adénoïdiennes semblent ainsi jouer un certain rôle dans la production du bégaiement. Voir : Dr Monin, *Maladies de la Respiration* (Doin édit.)

des familles et ne comptons pas sur le temps, qui ne fait qu'aggraver l'infirmité du langage, plus fréquent dans le Midi, à cause de la plus grande volubilité du langage.

L'origine des tics de la parole est, d'ailleurs, dans les centres nerveux, et le bégaiement, en somme, n'est qu'une névrose spasmodique, souvent parallèle à l'impressionnabilité excessive, à une débilité du contrôle psychique, à un état mental mineur. Rare comme apparition avant cinq et après dix ans et plus fréquent chez les garçons, le bégaiement, non traité, s'aggrave ordinairement à la puberté et persiste toute la vie : la répétition convulsive des syllabes, l'arrêt de la parole devant une consonne, s'accompagnent bientôt de mouvements convulsifs de la face et même des membres. Les moyens dont la combinaison est la plus efficace pour coordonner le langage sont : les exercices respiratoires, avec gymnastique pulmonaire d'inspiration profonde et d'expiration prolongée ; le filage des sons ; l'entraînement méthodique et mesuré de l'articulation phonétique ; les exercices de chant vocalisé ; la déclamation lente, claire et résonnante de poésies et de proses rhytmées, etc.

Mais les succès curatifs sont autant subordonnés au professeur compétent qu'à la volonté énergique de l'enfant, à sa concentration passionnée dans les exercices. Graduellement, le développement de la mémoire verbale et l'invigoration progressive des associations cérébrales élaguent et suppriment ces contractions parasites, qui s'opposaient à la normalité du langage quotidien habituel. A propos du bégaiement, rappelons ici qu'il est inutile et absurde de couper le frein de la langue aux enfants, sous le fallacieux prétexte qu'il gêne l'articulation des sons.

∴

Quelle doit être la durée du sommeil chez l'enfant? Pendant ses deux premiers mois, un enfant en santé dort la plus grande partie du temps. Au delà de cet âge, il lui faut au moins deux heures de sommeil dans l'avant-midi, et une heure dans l'après-midi. Jusqu'à quatre ou cinq ans, l'enfant a besoin d'une heure de sommeil, ou au moins de repos avant le dîner. Il doit être mis au lit vers sept heures, afin d'avoir douze ou quatorze heures de sommeil. Jusqu'à quinze ans, à la plupart des jeunes gens il faut dix heures de sommeil, et jusqu'à vingt ans, neuf heures. Durant la croissance, si l'on veut que le cerveau arrive à son entier développement, il faut un sommeil excellent. Plus l'enfant est nerveux, irritable ou précoce, plus la durée du sommeil doit être longue.

L'hypocondrie, la manie, l'hystérie, n'étant pas très rares chez les enfants à tare névropathique, on évitera à ces prédisposés les impressions malsaines et terrifiantes, principalement aux approches de la puberté. On utilisera la bienfaisante action de l'hydrothérapie et de l'électricité, des bromures, de la valériane, de la quinine et de la strychnine, sans négliger la vie au grand air et la médication morale, surtout, si puissante contre les névroses.

CHAPITRE XXI

LES MAUX DE TÊTE DANS LE JEUNE AGE

Il est bon d'insister sur cette question, dont la solution problématique se dresse à tout instant dans la pratique journalière.

Chez les enfants, la céphalée s'accompagne fréquemment de froncement des sourcils, balancements de la tête, tendances à porter les mains au crâne et à tirer sur les cheveux. Le praticien doit toujours, dans ces cas, songer, d'abord, à examiner l'oreille, prévoir une méningite possible, vérifier s'il y a élévation de température. Une céphalée surtout extrêmement intense est celle qui est due à l'augmentation de la pression intracranienne, c'est-à-dire à une *hydrocéphalie* aiguë : elle s'accompagne alors de ralentissement du pouls, de vomissements, de convulsions, de perte de connaissance. Si le mal de tête est frontal et qu'il éclate brusquement au cours d'un coryza, on songera à la propagation de l'inflammation aux sinus frontaux. Les granules d'*atropine* ont pu, dans ces cas, juguler cette complication : il faut toujours les prescrire dans le coryza intense. Chez les enfants albuminuriques, la céphalée est prémonitoire de l'urémie et justiciable de la *pilocarpine*.

La *migraine* procède toujours par accès et occupe ordinairement la moitié gauche du crâne. Elle s'accompagne de pâleur, d'apathie, de bâillements, parfois de vomissements et de somnolence et presque toujours d'une acidurie prononcée. Les accès hémicraniens éclatent, à intervalles réguliers, deux ou trois fois par mois, au plus, sous l'influence de la fatigue ou d'un écart de régime, chez les enfants neuro-arthritiques victimes d'un régime carné précoce, de l'usage du vin et des excitants. Toutes les heures, un milligramme de *caféine*, de *quassine* et de *benzoate de lithine* jusqu'à sédation : tel est le traitement, non pas seulement symptomatique, mais *étiologique*, de l'accès. Pour en prévenir les retours, il faut modifier l'hygiène générale de l'enfant par les agents physiques et le régime diététique appropriés à l'uricémie en général : là est la clé de la guérison.

L'anémie procure une céphalée spéciale, qui

s'atténue et disparaît, habituellement, par la position horizontale. Les ferrugineux et la cure d'air s'attaqueront aux causes. Il faut aussi distinguer, chez les enfants anémiques, les maux de tête dus à la constipation, à l'état catarrhal de l'estomac, aux habitudes d'onanisme, trop fréquentes, hélas! surtout chez les garçons. La neurasthénie y puise souvent ses racines : la céphalée s'accompagne, dans ce cas, d'irritabilité nerveuse excessive, de tristesse, de religiosité, de timidité maladive, affaiblissement de la mémoire, incapacité de l'attention, infériorité de l'effort intellectuel en général.

Ces formes nerveuses résistent opiniâtrement aux meilleurs traitements, si l'on s'obstine à laisser l'enfant dans son milieu scolaire : il faut absolument, ici, donner la première place à la médecine naturiste, à la cure de plein air, aux jeux, au repos cérébral. Parfois aussi, des soins spéciaux des yeux (verres appropriés) et du nez (ablation des végétations adénoïdes) souvent l'opération du phimosis, apportent aux maux de tête de l'adolescence une guérison inespérée. Il faut songer enfin, chez les enfants en pension, à l'empoisonnement par l'oxyde de carbone dégagé par les poêles dans les salles d'études, ainsi qu'à l'air confiné des locaux scolaires, où le cerveau est mis aux travaux forcés, tandis que le reste du corps croupit dans l'inaction et la sédentarité.

La céphalée *de croissance* est surtout matinale et frontale : elle est surexcitée, chez les enfants frêles et délicats, par cette *educational overpressure*, que stigmatisent, à bon droit, nos pratiques voisins d'outre-Manche. Dans cette variété de mal de tête, je me suis bien trouvé de conseiller *l'hyposulfite de chaux* (4 à 8 centigrammes, suivant l'âge, matin et soir, dans du lait). Avant chaque repas, je fais prendre, en outre, dans un peu de malt, un milligramme de strychnine.

A ces médicaments, j'ajoute une alimentation très phosphatée : œufs, lait, fromages, cervelles, poissons, purées de légumes secs; un air pur, avec suppression de l'excitation cérébrale dans la mesure du possible. Le cerveau des enfants, dans notre bourgeoisie neuro-arthritique, est souvent très vulnérable : il faut le mettre au repos, pour le modifier. Si la céphalée s'accompagne d'agitation, de violence, de colère, de méchanceté, de loquacité et d'insomnie, je conseille 5 à 10 centigrammes par jour de camphre *monobromé*, ainsi que les affusions froides, bains salés prolongés, frictions d'alcool camphré, suppression du vin, du café, du thé, de la bière, des condiments et stimulants, assurance d'exonération intestinale par les lavements quotidiens.

Méfions-nous des préparations iodo-iodurées, ou, du moins, *de leurs abus*, dans la thérapeutique du premier âge. Le médecin contemporain est, avouons-le, un peu *iodomane*. Fréquemment, j'ai vu la céphalée frontale et sus-orbitaire ne pas avoir une autre cause. L'*iodor* n'a pas cet inconvénient des iodures et rend d'aussi grands services qu'eux à la cure du lymphatisme et de la scrofulo-tuberculose.

La céphalée *occipitale* est fréquemment l'indice d'une dyspepsie intestinale ou hépatique, et surtout d'un côlon surchargé et qui provoque une congestion veineuse à la base du cerveau. Les pilules de *podophyllin* réussissent très bien, dans ces cas, ainsi que les lavements d'huile. Quand la céphalée est *temporale* (variété fréquente dans la population scolaire), il faut flairer un surmenage oculaire et procéder à l'examen optométrique, suivi de la correction de l'acuité visuelle par les verres appropriés.

La céphalée des *méningites aiguës* s'accompagne de vomissements répétés, de constipation opiniâtre, avec urines rares, convulsibilité, contractures, délire, irrégularité de la respiration, ralentissement du pouls, raideur de la nuque et des muscles de la face. Il faut donner, alors, un peu de *calomel*, à dose fractionnée, et maintenir sur la tête des applications glacées permanentes : la lutte contre la fièvre et contre l'agitation représente une indication importante.

On pourra aussi songer à la ponction lombaire, en cas de forme séreuse (hydrocéphalie aiguë) ou de méningite cérébro-spinale épidémique : dans ce dernier cas, les symptômes méningitiques ont ordinairement succédé à l'influenza, à la pneumonie, à une maladie infectieuse quelconque. Dans une observation de ce genre, chez une petite fille de huit ans, couchée sur le côté, en chien de fusil, sans presque de connaissance et présentant, sur tout le corps, des exanthèmes polymorphes, j'ai obtenu la guérison par le moyen de cette ponction.

Dans la forme *tuberculeuse* de la méningite, on observe toujours une période prodromique, volontiers insidieuse, mais qui fait rarement défaut. La céphalée affecte alors une intensité féroce. Elle est gravative, avec paroxysmes lancinants, s'exaspère par les mouvements, la lumière, s'accompagne volontiers de strabisme, de rétrécissement pupillaire, de mauvaise humeur, regard hostile, cri hydrencéphalique. Il faut alors conseiller, quoique sans grand espoir, le *calomel*, l'*iodure de potassium*, les lavements chauds, matin et soir, au phosphate de soude, les frictions, sur le cuir chevelu, préalablement rasé, avec un mélange à parties égales d'iodoforme, baume du Pérou et lanoline camphrée.

Nombre de praticiens croient avoir guéri des cas de méningite infantile, alors qu'ils ont eu affaire à des céphalées graves, accompagnées d'astasie-abasie hystérique. C'est du *méningisme*, si l'on veut, mais non de la méningite.

Le *mono-bromure de camphre*, les frictions alcooliques, les électrisations statiques ou faradiques triomphent de ces troubles nerveux, plus effrayants que graves. Il arrive aussi, maintes fois, que la présence des vers dans le tube digestif vient évoquer le tableau clinique de la tuberculose méningée. Ce « méningisme vermineux » se réclame du *calomel* et de la *santonine*. Pourquoi hésiter à traiter ainsi l'enfant atteint de phénomènes céphaliques un peu prononcés, et cela, avant même de poser un diagnostic ? Mais il sera sage d'attendre, avant de triompher, l'évolution absolument et nettement favorable du processus morbide. Car un enfant peut rendre des vers et faire ensuite une véritable méningite, une fièvre typhoïde ou tout autre maladie aiguë. La coïncidence entre la méningite et le parasitisme helminthiasique n'est même pas rare, dans le jeune âge. C'est pour ces raisons que le public attribue aux vers (qui n'en peuvent mais) tant de méfaits variés ! Ils sont les témoins et non les causes.

L'irritation causée dans la sphère cranienne par le travail de la dentition, l'exposition un peu prolongée au soleil ou à un foyer ardent déterminent aussi, chez les enfants, des phénomènes de congestion cérébrable, avec céphalée intense. Dans ces cas, la scarification des gencives, la prescription d'un purgatif renouvelé dans le but d'obtenir de larges et suivies évacuations intestinales, déplétives et dérivatives ; l'application d'une mouche de Milan derrière chaque oreille (vieille et excellente méthode, en dépit de l'opinion contraire de la médecine *modern style*), constituent l'ordonnance la plus capable de réfréner la congestion et d'enrayer ses conséquences, fréquemment très graves. S'il existe de la chaleur à la peau, une respiration un peu accélérée, avec pouls fort et plein, on n'hésitera pas à donner, matin et soir, un milligramme de *vératrine*, afin de conjurer les dangers inflammatoires du côté de l'encéphale. Il va sans dire que la diète lactée, tempérée d'un peu de tisane d'orge et le séjour au lit, avec révulsifs aux membres inférieurs (bottes de ouate, cataplasmes sinapisés, etc.) compléteront, pendant quelques jours, le traitement libellé contre la congestion des centres nerveux, si fragiles, de l'enfant.

CHAPITRE XXII

LES CONVULSIONS

Phénomènes placés sous la dépendance d'un système nerveux excitable, les convulsions sont toujours secondaires : ce n'est pas une maladie, c'est un symptôme. Raideur et contraction musculaire ; puis, mouvements alternatifs de contraction et de relâchement, indépendants de la volonté : tel est, en deux mots, l'accès convulsif. Le cerveau, essentiellement instable, de l'enfant, rend beaucoup plus fréquent dans le jeune âge cette sorte de décharge nerveuse : l'hérédité joue aussi un grand rôle dans la prédisposition aux convulsions. Celles-ci indiquent généralement une irritation, ou tout au moins une congestion des centres nerveux. Chez les nourrissons, il n'est pas très rare d'observer des convulsions dues à l'alcoolisme de la nourrice, le poison passant facilement dans la sécrétion lactée. Il est certain que l'éducation hygiénique du premier âge, la lutte contre le rachitisme et contre la syphilis héréditaire, le traitement précoce des accidents pulmonaires et gastro-intestinaux sont capables de prévenir maints accidents convulsifs, terreur des mères de famille...

Voici, d'ordinaire, le tableau de la convulsion infantile : yeux fixes et angoissés, cris, perte de connaissance, face rouge et violacée, bouche écumeuse ; globes oculaires animés, ensuite, de mouvements rapides et désordonnés ; grimaces, rictus, bouche tirée et sardonique ; respiration arrêtée ; enfin, secousses violentes et vives des membres, spasme du larynx ; fréquemment, incontinence des urines et des matières fécales. Ce tableau saisissant se déroule en une minute ou deux : un sommeil lourd lui succède toujours. La crise typique est, d'ailleurs, rarement aussi complète : la convulsion est souvent fruste, limitée, localisée, surtout lorsqu'il s'agit d'une irritation cérébrale superficielle et passagère, par suite de colère, de contrariété, de jeux exagérés, bref, de surmenage des cellules nerveuses excito-motrices. La peur (que l'on cause parfois aux enfants, sous prétexte de les corriger et de les moraliser), amène fréquemment des impressions de cet ordre, se traduisant par des convulsions partielles. De même, une indigestion, une dentition laborieuse, les corps étrangers du nez et des oreilles, une constipation rebelle et négligée expliquent souvent les accidents nerveux chez les enfants.

La médecine expérimentale a démontré que notre organisme est capable de fabriquer certains poisons convulsivants : cette *auto-intoxication* est due surtout à l'insuffisance fonctionnelle de certains organes destinés à arrêter, à éliminer ou à détruire les toxines microbiennes : le foie et le rein doivent surtout être surveillés, à cet égard. Il faut aussi activer les combustions et modifier l'état du sang chez les enfants débiles, nés de mères éclamptiques ; traiter la dilatation d'estomac, la gastro-entérite, les vers, la coqueluche, etc., dont les symptômes retentissent, d'une manière souvent fâcheuse, sur une cellule nerveuse vulnérable et tenue, par son état de jeunesse, en infériorité et équilibre instable. En réfrénant l'aptitude convulsive des enfants, nous prévenons souvent l'épilepsie, le strabisme et le nervosisme général futur, se traduisant par la chorée, les tics, les vésanies, les phobies, le déséquilibre neurasthénique. Des liens visibles rattachent tous ces états de la jeunesse et de l'âge adulte aux convulsions du premier âge. Les tempêtes nerveuses s'annoncent ainsi toujours par des prodromes, qu'il faut savoir dévisager à temps.

L'enfant pris de convulsions doit rester nu, plongé dans un bain sinapisé : il a besoin de beaucoup d'air pur. Mis ensuite au lit, tête haute, l'enfant recevra un lavement huileux ou savonneux : on peut, suivant la méthode de Trousseau, lui faire respirer quelques gouttes de chloroforme sur un mouchoir. La compression des carotides, l'enveloppement dans un drap mouillé, les frictions à l'alcoolé de lavande, le lavement de chloral, nous ont rendu aussi des services. Pour éviter les morsures de la langue, on interposera un morceau de liège entre les mâchoires. En cas de spasme de la glotte (accident très grave des convulsions), on appliquera, au-devant du cou, un cataplasme très chaud et, au besoin, on pratiquera le tubage, comme dans le croup.

En cas d'éclampsie essentielle, le bromure en potion, le valérianate de zinc et celui de quinine en suppositoires, pourront être utilisés plusieurs jours de suite. En cas de troubles digestifs, l'ipéca et le calomel, selon les cas, les grands lavages intestinaux et le régime devront être mis en œuvre.

Lorsque les convulsions semblent être liées à une éruption dentaire lente et difficile, avec gencives gonflées et douloureuses, on incisera et l'on frictionnera les bords du maxillaire ; si l'on soupçonne l'urémie (albumine dans les urines), on aura recours à la saignée et aux purgatifs répétés.

Dans tous les cas, une vie calme et le séjour à la campagne, les toniques, les bains et l'alimentation la plus choisie et la plus régulière s'imposent chez les enfants qui ont éprouvé des convulsions. Il faut surtout éviter que les jeunes sujets mangent trop le soir ; écarter du régime tout excitant et tout excès de liquide ; conseiller l'exercice en plein air, la régularité dans l'heure du coucher, la suppression de toutes histoires effrayantes, provocatrices des terreurs nocturnes et de l'hyperexcitabilité nerveuse. Un sommeil profond et réparateur est le privilège (et souvent le gardien) d'un système nerveux bien équilibré. Tout enfant dormant mal est un *cérébral*, dont la tare nerveuse n'est pas loin : car il faut absolument que la dépense d'influx se répare pendant la nuit, dans l'intimité de la cellule cérébrale. Disons et répétons ici, que, dans la médecine du premier âge, c'est le régime alimentaire qu'il faut, le plus souvent, faire comparaître à la barre du diagnostic.

Parfois, les végétations adénoïdes naso-pharyngiennes doivent être incriminées ; en mettant obstacle à l'accès de l'air dans les voies respiratoires, cette maladie entraîne de la congestion asphyxique des centres nerveux. Dans ces cas, les terreurs nocturnes précèdent, assez souvent, ou suivent parfois les convulsions ; l'enfant se réveille brusquement, avec anxiété, en proie à des visions effrayantes, quelques heures après s'être endormi. Il se dresse en sursaut, vultueux, baigné de sueurs, le regard fixe, la connaissance presque voilée, avec un cœur battant tumultueusement, les mains tremblantes, les sens captivés et insensible aux bonnes paroles. Le tout dure dix à quinze minutes : il s'agit d'une irritation cérébrale transitoire, d'une exaltation psychique, d'une *manie brève*, assez voisine du cauchemar, transformation fantastique des événements vécus, rapportée par certains auteurs à une hypéresthésie du nerf optique. Pour parer aux terreurs nocturnes (*night terror*) il faut, selon les conseils de West, éviter de laisser les enfants s'endormir dans une chambre mal éclairée, leur imagination leur montrant dans les contours des objets à demi visibles, des fantômes faciles. On leur épargnera les réprimandes et les corrections ; on adoucira leur chevet, chaque soir, par une douce parole, pleine de promesses joyeuses et de surprises agréables, dans la mesure où leur jeune cerveau peut en éprouver une émotion calme et apaisante.

Enfin, on peut donner, au coucher, une cuillerée du mélange :

Sirop de fleur d'oranger	100
Bromure de strontium	4
Hydrate de chloral	0,30

M.

N'oublions pas que les convulsions peuvent constituer un symptôme cérébral des plus graves : *cerebrum atrium mortis et a capite fluit omne malum* est un adage médical applicable surtout aux enfants. Malheureuses petites ombres, a dit Michelet, qui ne durent que dans la mémoire d'une mère :

> L'enfant, hier encor chérubin chez les anges,
> Par le ver du sépulcre est piqué sous ses langes.
>
> (Théophile Gautier).

CHAPITRE XXIII

LA DANSE DE SAINT-GUY

La danse de Saint-Guy ou chorée, est une névrose caractérisée par des mouvements irréguliers et désordonnés, à peu près involontaires. Elle éclate entre sept et quinze ans, à l'occasion d'un trouble quelconque de l'estomac ou de l'intestin.

Elle est trois fois plus commune chez les filles, où elle surgit volontiers à l'époque de la puberté, en rapport avec des retards ou des troubles de la fonction menstruelle. On voit aussi la chorée succéder à une frayeur, à un choc traumatique, à une infection aiguë : c'est ainsi que le rhumatisme articulaire fébrile, la scarlatine, les affections du cœur, les angines, parfois l'évolution des grosses molaires de la seconde dentition, excitent le développement de la névrose.

L'exemple (*contagion par imitation*) joue aussi son rôle, chez les enfants appartenant à la grande famille névropathique.

Ces enfants se reconnaissent, de bonne heure, par leur instabilité psychique ; leur attention aisément se fatigue ; ils accusent des vertiges, des spasmes, de l'angoisse, de l'insomnie, du tremblement des paupières, avec fermeture incomplète des yeux pendant le sommeil. La physionomie est intelligente et rusée, l'attitude anormale et bizarre. L'aphonie, l'incontinence d'urine, le tremblement, les hallucinations, les tics et grimaces n'existent pas constamment ; mais il est rare qu'on n'observe pas de l'impressionnabilité, de la colère, la terreur de la solitude, un amour-propre chatouilleux, des tendances égoïstes prononcées.

Cependant, les débuts de la chorée sont lents et insidieux. Les parents constatent que l'enfant devient maladroit et emporté ; que certains muscles tressaillent ; ils observent de légères convulsions faciales, bientôt étendues aux membres et à la langue. Bientôt, apparaissent des secousses réflexes et comme galvaniques, contractions irrégulières agitant les membres ; véritable délire des muscles, *folie musculaire*, d'où procèdent les plus burlesques contorsions. Démarche de polichinelle, enjambées clownesques, torsion de la bouche, claquement de la langue, révulsion des yeux, etc.

Bien que la chorée tende, habituellement, à la guérison spontanée, elle entraîne parfois de graves complications. Ce sont, d'abord, des palpitations pénibles, quelquefois purement *dynamiques*, c'est-à-dire sans lésions valvulaires. On dirait que le muscle *cœur* participe, par son élément spasmodique, à l'agitation musculaire générale. On constate aussi, assez fréquemment, une élévation dans la tension artérielle. L'irritabilité du caractère, la mobilité et les bizarreries d'humeur, les maux de tête, les terreurs nocturnes ne sont point rares : quant aux hallucinations, au délire anxieux, aux phobies obsédantes ou impulsives, il faut, pour leur manifestation, une prédisposition héréditaire de dégénérescence cérébro-spinale. Quand la chorée prédomine d'un côté du corps (hémichorée), il s'agit ou d'hystérie, ou de lésions apoplectiques : ce n'est plus alors la danse de Saint-Guy, la chorée dite de Sydenham...

La durée varie entre trois semaines et trois mois, évolution cyclique indiquant une maladie infectieuse plutôt qu'une véritable névrose. Il faut, toutefois, se méfier des rechutes et surveiller les enfants, pendant la convalescence, pour éviter les suites névropathiques permanentes et les prédispositions ultérieures du système nerveux. Quant à la mort, dans la chorée, elle est due à l'asphyxie, à l'épuisement, à une syncope, à des complications d'ordre circulatoire ou respiratoire, ou bien à une complication, purulente ou gangréneuse, d'une plaie survenue au cours d'accès violents.

L'enfant choréique doit être soustrait aux excitations nerveuses, aux fatigues cérébrales : ses études seront suspendues. On lui évitera les moqueries et les grondements, que l'on remplacera par une suggestion encourageante et par la douce parole : c'est ainsi que l'on apaisera la vulnérabilité des centres nerveux. Le régime alimentaire, lacto-végétarien, sera exempt de tous stimulants : le corps sera couvert de flanelle et l'on prendra garde aux milieux humides, *rhumatogènes*, par conséquent.

Il importe de discipliner les muscles et de faire, en quelque sorte, leur rééducation, par une gymnastique bien rythmée, effectuée au commandement, avec chants cadencés et lectures précises à haute voix. Ces exercices sont précieux chez les enfants non affaiblis, ainsi que dans les formes légères et les convalescences de la névrose de Saint-Guy. Les séances doivent être courtes (dix minutes soir et matin), et suivies d'une douche tiède, en jet brisé, sur tout le corps et de frictions d'alcool camphré.

Dans les formes plus graves, les bains sulfureux salés, les douches écossaises, les courants continus, la gymnastique suédoise, rendront d'utiles services, ainsi que les ventouses sèches à la nuque et dans la région cervicale, et les pulvérisations d'éther mentholé tout le long de la colonne vertébrale. Le capitonnage du lit et le ouatage des membres préviendront contusions et plaies contuses, au cours des crises intenses qui transforment parfois en loques vêtements et literie. La cure d'air et les massages médicaux s'imposent, enfin, dans le traitement de tous les enfants choréiques. Je me suis bien trouvé toujours aussi de lavements laxatifs au phosphate de soude (infusion chaude de valériane, additionnée d'une ou deux cuillerées à café de ce sel), ainsi que des lavements au bromure, au chloral, au salicylate de soude, donnés, de préférence, le soir, pour être conservés pendant toute la nuit, à titre de calmants; alternativement je donne l'un de ces lavements sédatifs ou un lavement phosphaté.

Les enfants choréiques doivent être fortifiés aussi par les préparations toniques, et, notamment, par les gouttes suivantes :

Liqueur de Fowler.	parties égales.
Tartrate ferrico-potassique . . .	

M.

On a voulu prêter à l'arsenic un pouvoir spécifique contre la chorée ; mais, à part ces gouttes d'arséniate de fer et les granules d'arséniate d'antimoine (2 à 3 milligr, par jour), l'emploi des arsénicaux est souvent bien insignifiant comme action. J'attacherais plus d'importance aux iodures : la chorée ne reconnaît-elle pas, pour cause intime, au dire de certains anatomo-pathologistes, l'embolie d'une artériole du corps strié du cerveau ? quoi qu'il en soit, la potion suivante m'a rendu de réels services dans plusieurs cas de chorée rebelle :

Sirop iodo-tannique.	250	grammes.
Iodure de sodium	10	—
Salicylate de soude	5	—
Teinture de belladone	20	gouttes.
— d'aconit	15	—

M.

De une cuillerée à café à deux cuillerées à soupe dans les vingt-quatre heures, suivant l'âge de l'enfant.

Dans ces dernières années, on a usé et abusé de l'antipyrine dans toutes les maladies : la danse de Saint-Guy n'a pas échappé à l'engouement de cette mode thérapeutique. Assurément, l'antipyrine est un bon sédatif de la moelle épinière et peut, grâce à cette propriété, modérer l'irritabilité musculaire spasmodique. Mais elle a l'inconvénient d'affaiblir grandement le système nerveux et de produire, grâce à son action dépressive, des convalescences interminables et une prédisposition neurasthénique ultérieure qui n'est guère douteuse. De plus, l'antipyrine constipe le rein ; ce qui n'est pas sans dangers chez les enfants neuro-arthritiques, qui ont besoin d'éliminer par cet émonctoire, le vice rhumatismal de leur sang acide. Quand donc on est obligé de recourir à l'antypirine (ce qui est assez rare, je pense), il faut, par le moyen de benzoate de lithine ou de tout autre sel diurétique, favoriser, en même temps, chez l'enfant, les éliminations indispensables.

CHAPITRE XXIV

LA RAGE ET L'ENFANT

L'enfance fournit, annuellement, à la rage un cruel tribut. L'imprévoyance et la faiblesse du jeune âge, la familiarité (poussée jusqu'à la taquinerie) des enfants à l'égard des chiens, expliquent la fréquence des morsures d'enfants, communes surtout, aux mains et à la face, par suite de l'exiguité de la taille des victimes.

Les enfants se livrent d'autant plus volontiers à des harcèlements continuels envers le chien enragé, qu'ils ne reconnaissent point (selon la remarque fort juste de Bouley), dans le chien avec lequel ils jouent d'ordinaire, son humeur habituelle. Le chien enragé, en effet, est d'abord triste et sombre : il cherche à être seul ; il aboie par à-coups ; il se bat contre des fantômes ; très souvent, il devient plus affectueux et lèche constamment, de sa virulente salive, les mains de son maître.

Pour prévenir les cas de rage, chez les enfants, il n'y a qu'une méthode : l'application la plus sévère des mesures légales ou administratives contre les chiens enragés ou suspects de l'être. Ce n'est qu'ainsi qu'on a pu voir cette terrible maladie disparaître graduellement du territoire de l'empire allemand. Il faut, pour remédier à l'accroissement désastreux des chiens dans les villes, exiger le paiement intégral des taxes et même augmenter celles de la population canine dite *de luxe*. Il faut poursuivre d'office tout propriétaire dont le chien aura causé des accidents graves; abattre immédiatement tout chien suspect de rage ; ne jamais laisser circuler, sans le collier indicateur réglementaire, un chien quelconque, etc., etc. Si ces mesures de police sanitaire étaient rigoureusement appliquées, elles amèneraient, tout aussi bien chez nous que chez nos avisés voisins les Allemands, la disparition complète des cas de rage. Le conseil de salubrité de la Seine a pris, sur l'initiative de M. Goubaux, une excellente mesure, en supprimant radicalement tous les refuges de chiens ou de chats. Tout le monde sait que la clientèle des dits refuges (placés sous la direction maternelle de vieilles fillestrès sensibles) se recrute, naturellement, parmi les animaux errants les plus suspects de rage. Malheureusement, l'application de toutes les sérieuses mesures légales et policières n'est pas assez strictement assurée par les autorités compétentes.

La faute en est bien un peu (il faut le dire) aux fameuses découvertes réalisées, en ces dernières années, par notre illustre chimiste Pasteur, et qui ont agité si fièvreusement l'opinion. Il n'est malheureusement plus permis, aujourd'hui (à la suite de certains échecs de la méthode préventive scientifique) de conserver (même avec une forte dose d'optimisme) les illusions enthousiastes de la première heure. Si, au point de vue théorique, les expériences de l'École normale sont vraiment remarquables, elles sont assez infidèles dans la pratique. La prophylaxie après morsure, en faisant nourrir, dans les sphères administratives, l'espoir décevant de supprimer scientifiquement la rage, a eu ce résultat contraire, bien fâcheux, d'augmenter le nombre des cas, en faisant négliger l'application des mesures propres à restreindre les morsures elles-mêmes. Le Laboratoire serait bien coupable s'il entraînait toujours d'aussi fâcheuses conséquences !

« Les procédés les plus rationnels, les plus sûrs, ne sont pas toujours applicables, dit avec raison M. Ollivier, et lorsqu'ils sont appliqués, ils peuvent avoir des insuccès, que l'on constate sans les expliquer. » Gardons-nous donc de ces engouements exagérés en faveur de la méthode expérimentale, si merveilleuse qu'elle puisse être ; et, avant de chercher à étendre ses conquêtes dans le domaine de la pratique médicale, ne négligeons point les mesures de prévention générale, que les pays voisins du nôtre appliquent avec tant de succès réel. La raison nous oblige aujourd'hui à revenir à ces mesures, qu'un rêve scientifique bien pardonnable a pu, momentanément, nous faire délaisser. Vulgariser partout les signes de la rage, afin que personne ne puisse se tromper en face d'un chien suspect ; mettre fin au vagabondage des espèces canine et féline ; exiger une plus grande sévérité et un contrôle plus efficace dans les déclarations d'animaux ; répandre, dans les écoles, des instructions pour défendre aux enfants de toucher aux chiens de la rue ; recommander aux agents de dresser des procès-verbaux, sans hésiter, dans les cas de résistance aux règlements d'hygiène publique : — telles sont les mesures véritablement capables de supprimer la rage. Il faut recommander à nos chers petits, avant même qu'ils ânonnent le latin, de méditer toujours cet axiome de la sagesse antique : « *Cave canem* » ; crainte du chien est sagesse, surtout pour l'enfant.

CHAPITRE XXV

HYGIÈNE ET MÉDECINE DE L'OREILLE

L'avenir intellectuel de l'enfant étant dans son *audition* (sens éducateur, mental et social par excellence), il est indispensable de veiller, dès la naissance, à cette fonction si vulnérable, la disposition anatomique de l'oreille ne lui épargnant aucun assaut.

Il faut, d'abord, savoir que les unions consanguines, que les mariages entre les sourds-muets, prédisposent les produits à la surdité congénitale ; il en est de même des maladroites applications du forceps, du catarrhe nasal inaperçu et négligé à la naissance, de la compression des pavillons par un béguin trop serré.

A trois ou quatre mois, l'enfant normal doit manifester ses sympathies et antipathies pour certains bruits et prêter attention à la parole ; on garantira ses oreilles contre le froid et l'humidité ; on lui laissera, plusieurs années, les cheveux longs, on lui évitera les sons bruyants, les claquements des mains, les baisers et les châtiments sur les oreilles. Il faut aussi lui apprendre la bonne manière de se moucher (une narine à la fois) : en obstruant les deux narines et en soufflant, il se mouche dans son oreille et non dans son mouchoir. Les mucosités s'introduisent alors dans la caisse du tympan par la trompe d'Eustache et l'oreille se trouve ainsi infectée. *Nez libre et bouche saine* sont deux conditions indispensables à l'audition normale : l'appareil auditif n'est qu'un appendice respiratoire et les trompes sont les bronches de l'oreille en quelque sorte.

Il est surtout important, avant sept ans, de soigner la surdité : car après cet âge, elle n'entraîne plus la *mutité*, qui est sa complication la plus terrible, en somme.

A la période scolaire, tout enfant inattentif, inappliqué, sera examiné, au point de vue auditif, par la méthode de la montre et surtout par la dictée au tableau, excellente mesure de l'acuité.

Il faut savoir dévisager les *cancres* et les *désobéissants* de cause auditive, afin de les soigner et d'éviter de les punir injustement.

En ce qui concerne les corps étrangers de l'oreille, il faut se garder de toute tentative d'extraction ; l'on se bornera à des injections d'huile, en attendant l'arrivée du médecin. Dans le traitement des fièvres de l'enfance (les éruptives sont souvent périlleuses pour l'oreille), on évitera l'abus de la quinine, de l'antipyrine, des salicylates, médicaments *acouphobes* par excellence, qui débilitent la portion nerveuse de l'appareil auditif. Il existe aussi des surdités labyrinthiques réflexes causées par les vers intestinaux. Mais c'est surtout l'obstruction du pharynx nasal par les végétations adénoïdiennes qui est la grande cause des otites de l'enfance.

Le conduit auditif doit être nettoyé, dès les premiers jours de la vie, par un bourdonnet d'ouate hydrophile humide, enroulé sur une tige rigide. On y évitera l'introduction d'eau froide (l'eau de mer, surtout, est notée comme dangereuse). Les brusques variations de la pression atmosphérique sont également hostiles à l'audition.

Il faut être imprégné de cette idée absolument vraie que *les maladies des oreilles ne guérissent jamais seules ;* noter comme défectueuse toute audition qui ne perçoit pas à cinq mètres une lecture à voix basse, ou à deux mètres le tic tac d'une montre ordinaire; n'abandonner jamais sans traitement une oreille dure. Souvent, d'ailleurs, la fonction n'est que diminuée, engourdie : utilement secourue à temps, par une hygiène assidue, une gymnastique patiente, une médication renouvelée, elle peut être définitivement tirée de sa torpeur. Il faut ne jamais perdre de vue que les *otites*, inflammations des oreilles, prennent naissance surtout à la suite du rhume de cerveau, des angines, des végétations du pharynx : tout enfant un peu lymphatique est prédisposé à ces affections, à l'occasion d'un refroidissement, d'une fièvre. Tout écoulement d'oreilles (ou *otorrhée*) doit être immédiatement soigné : si, au lieu de négliger (par la plus coupable des incuries), ce symptôme d'alarme, on savait le traiter de suite et avec soin, on éviterait 25 p. 100 des sourds-muets actuels (sur 2 000 habitants, on compte, en France, un sourd).

Mais ce sont surtout les jeunes enfants qui doivent être l'objet de la surveillance la plus active et la plus intelligente. On s'acharnera à tarir leurs écoulements purulents. Pour cela, il faut traiter d'abord l'état général (scrofule, syphilis) et pratiquer des injections de chloral ou d'acide picrique à 1 p. 100 ; des insufflations d'acide borique ou d'iodol porphyrisés ; des douches d'air par la poire classique de Politzer ; parfois l'ouverture du tympan, *paracentèse* inoffensive et souvent excellente pour la décompression de la caisse (oreille moyenne). Sachons, d'ailleurs, que la suppuration de l'oreille ne constitue pas seulement un danger pour l'audition : elle est souvent une menace vitale, à cause des complications cérébrales qu'elle est susceptible d'entraîner. Vingt fois, dans ma pratique, j'ai vu une *otorrhée*, bénigne depuis des années, revêtir, soudainement, les allures les plus graves et aboutir à des accidents mortels, si l'on n'intervenait immédiatement par l'opération du trépan mastoïdien. Lorsque l'otorrhéique évite ces méningo-encéphalites, il assiste à l'amoindrissement progressif de son audition et voit, de jour en jour, se prononcer la surdité, avec toutes ses misères : la surdité, suppression de toute vie effective, source de mélancolie perpétuelle, mort prématurée de l'être humain ! Sus donc à ces parents indignes, qui laissent couler les oreilles de leurs enfants, sous le prétexte fallacieux de préserver leur cerveau et de dépurer leurs humeurs !

Les bouchons de *cérumen* sont aussi une cause assez fréquente de dureté de l'ouïe, de bourdonnements et de vertiges : il faut les ramollir d'abord par la glycérine boratée, puis les désagréger et les expulser par d'abondantes injections d'eau tiède.

Les *douleurs* d'oreilles se soignent par les instillations de cocaïne et d'atropine : s'il y a furoncle du conduit, l'incision est généralement nécessaire.

CHAPITRE XXVI

HYGIÈNE ET MÉDECINE DE L'ŒIL

La vue, ce roi des sens, requiert, pour sa conservation intégrale, de minutieuses précautions : dès les premiers instants de la naissance (avant même la ligature du cordon), l'œil de l'enfant doit être, comme je le dirai tout à l'heure, examiné et tenu à l'abri des dangers qui le menacent. Un peu plus tard, ce seront les objets pointus, les jouets, etc., que l'on devra surveiller. Il faut graduer le passage de l'obscurité à la lumière, surtout chez l'enfant et imiter la nature, qui fit l'aurore et le crépuscule. L'œil humain ne saurait, sans péril, fixer un foyer lumineux : l'oiseau de Jupiter regarde le soleil, parce qu'un écran noir (ou *peigne*) que nous n'avons pas, préserve son nerf optique. Lorsqu'il s'agit d'éclairage artificiel, la lumière électrique est, assurément, la plus conforme aux désirs de l'hygiène : mais à cette expresse condition de tenir entièrement dérobée la source lumineuse.

Les yeux doivent être lavés, tous les matins, à l'eau dégourdie, non savonneuse (*boriquée* serait préférable). On doit toujours éviter de les frotter, ce qui entraîne la calvitie ciliaire et l'infection palpébrale, les cils étant les protecteurs mécaniques naturels contre les microbes et comme les garde-crotte de l'organe visuel : pour être plus poétique, surnommons-les (si vous aimez-mieux) « les stores des fenêtres de l'âme ».

Si l'*ophtalmie purulente des nouveau-nés* venait à disparaître de la pathologie, l'Europe compterait annuellement 30 000 aveugles de moins : car on peut affirmer que plus de la moitié des cas de cécité est due à cette terrible maladie. Pour la combattre, il faut l'envisager toujours comme une affection des plus graves et la soigner, dès son apparition, minutieusement et sans retard : c'est seulement ainsi qu'on évitera à l'enfant des complications incurables. Chassons donc tous ces préjugés d'une routine vieillotte, qui fut responsable de tant de perforations cornéennes : autrement dit, *ne croyons pas aux cas bénins* (ou, si nous y croyons, soignons et surveillons ces cas comme les plus graves).

L'attention de l'accoucheur doit être en première ligne, attirée sur les yeux du nouveau-né ; s'il y aperçoit tant soit peu de rougeur ou de catarrhe oculaire (fréquent résultat de l'inoculation de sécrétions gonococciques maternelles, au cours du travail), il s'empressera d'instiller entre les paupières quelques gouttes de jus de citron ou d'y insuffler un peu d'iodure en poudre. Si l'ophtalmie n'a point cédé, après deux ou trois jours, les grands lavages au permanganate de potasse, les cautérisations directes au sulfate de cuivre ou au nitrate d'argent, devront être pratiquées par des mains exercées. Il va sans dire que, lorsqu'un seul œil est malade, on devra tout faire pour préserver l'autre de l'infection contagieuse, par le moyen d'une occlusion antiseptique parfaite. Disons enfin que, si la soigneuse habitude de désinfecter les organes maternels, au cours du travail, se généralisait comme elle le mérite, on verrait peu d'ophtalmies purulentes se déclarer.

Après cette triste maladie, les causes les plus fréquentes de *cécité* infantile sont : les mariages consanguins, les mariages entre aveugles, la syphilis héréditaire, les fièvres graves de l'enfance, la scrofulo-tuberculose, la méningite guérie.

Parmi les lésions superficielles, ce sont les maladies des *paupières* qui s'éternisent le plus volontiers, surtout chez les enfants chétifs, blonds, malingres, blafards et bouffis. Souvent les *blépharites* résultent d'orgeolets répétés, sorte de furonculose locale (à traiter comme les clous). Elles disgracient le visage, en renversant et déformant les paupières et produisant les yeux dits d'*anchois* ou de *jambon*. Outre la cure générale du lymphatisme, la propreté exquise et le repos relatif des organes visuels, les blépharites demandent, pour guérir, les compresses antiseptiques fréquemment répétées (20 grammes d'acide borique et 20 centigrammes de sublimé pour un litre d'eau bouillie tiède). La nuit, on appliquera la pommade suivante :

Cold-cream très frais.	30
Précipité blanc	1
Huile de bouleau.	0,50
M.	

On évitera de séparer brutalement les paupières agglutinées et on les ramollira toujours préalablement : parfois l'épilation des cils malades accélère notoirement la guérison.

La *conjonctivite* des enfants doit toujours être

suspectée contagieuse ou diathésique : l'inévitable coup d'air, les frottements, les poussières, ne jouent, en effet, dans sa production, qu'un rôle fort accessoire. La conjonctivite *granuleuse*, contagieuse au premier chef et surtout justiciable d'interventions chirurgicales répétées, semble une forme chronique de l'ophtalmie purulente : elle recule, heureusement, tous les jours, devant la civilisation.

Terminons par quelques mots sur les anomalies de la réfraction chez les enfants et principalement sur la *myopie*, qui est, de beaucoup, la plus fréquente et augmente sans cesse (au contraire de l'ophtalmie purulente) dans les nations civilisées. L'école est (comme nous le verrons), la grande usine de myopes : elle inflige, de trop bonne heure, aux délicats « joyaux du visage », un labeur de martyrs. C'est ainsi que la lumière intellectuelle engendre traîtreusement les ténèbres physiques : on peut prévoir le jour prochain où un œil normal sera le monopole et comme la signature d'un cerveau obtus !

Les grandes causes de la myopie scolaire sont : une lumière naturelle insuffisante ou trop vive, un éclairage artificiel sans fixité, un mobilier scolaire défectueux, exigeant, pour lire et écrire, la position inclinée habituelle de la tête ; enfin les études prématurées et prolongées sur des livres d'une impression négligée. Les préludes de la myopie sont souvent des maux de tête, dus aux efforts d'accommodation nécessités par la réfraction oculaire : les douleurs céphaliques ont alors leur siège au front et autour des orbites (on les constate, le plus fréquemment, chez les adolescents laborieux entachés de nervosisme).

On doit enrayer la myopie scolaire en commençant la lecture aussi tard que possible (entre 5 et 6 ans), et en exigeant 25 à 33 centimètres comme distance des yeux aux travail. Des verres soigneusement choisis corrigeront l'anomalie visuelle, dès qu'elle aura été reconnue. Les maîtres ont aussi le devoir de favoriser, autant que possible, l'instruction orale au tableau et de laisser fréquemment reposer la vue, trop tendre, des enfants, par les récréations en plein air où on les exercera à porter leurs regards au loin. C'est ainsi que l'on contrebalancera le mieux (pendant qu'il en est temps), les prédispositions à la myopie.

CHAPITRE XXVII

L'INCONTINENCE NOCTURNE D'URINES

L'émission involontaire des urines se manifeste, d'ordinaire, chez les enfants, pendant la première partie de la période nocturne et se répète une ou deux fois par semaine, quelquefois plus, quelquefois moins. Cette sorte d'infirmité dépasse rarement l'âge de la puberté : elle s'améliore et cesse, sous l'action d'une maladie intercurrente et surtout d'un traitement approprié. Dans la seconde enfance, elle est moins fréquente chez les filles que chez les garçons : on constate assez souvent l'hérédité de ce triste privilège. La paresse ou l'appréhension de se lever la nuit et l'influence d'un rêve trompeur en sont les causes morales, très fréquentes, susceptibles de s'atténuer ou de disparaître par de douces réprimandes, l'appel à l'amour-propre et surtout le réveil en temps utile. Il arrive aussi que la présence de petits vers (*oxyures*) et le prépuce trop long (*phimosis*) excitent les contractions de la vessie : il est toujours loisible (on le comprend) de supprimer ces causes signalées d'incontinence. On fera bien aussi de faire prendre aux enfants prédisposés deux habitudes : 1° celle de retenir, le plus possible, leur urine, pendant le jour (on augmente, ainsi, la tolérance de la vessie) ; 2° celle de ne point boire pendant les heures qui précède le coucher (on atténue, ainsi, la cause mécanique de l'incontinence, c'est-à-dire la réplétion du réservoir urinaire). On évitera surtout de donner du lait aux enfants pour les endormir.

L'écoulement inconscient nocturne commence généralement vers l'âge de 4 à 5 ans : c'est une sorte de névrose, due au relâchement ou à l'atonie du col de la vessie, qui laisse l'urine s'échapper à plein jet, parfois même avec plus de brusquerie et de vigueur qu'à l'état normal. L'enfant est parfois agité, mais ne s'éveille pas : l'incontinence se reproduit par séries de plusieurs nuits consécutives, séparées par des répits irréguliers. Dans la journée, on ne remarque rien d'anormal, sauf peut-être une urination un peu plus fréquente.

L'enfant qui pisse au lit est souvent un petit

nerveux, qui a présenté antérieurement des convulsions, des terreurs nocturnes, des stigmates de dégénérescence. Parfois, les végétations du pharynx et l'obstruction nasale sont les causes des troubles du système nerveux. D'autres fois, c'est l'épilepsie, c'est la danse de Saint-Guy, qui se trouvent en cause. Les repas copieux du soir, les boissons abondantes ou excitantes de la vessie (vin blanc, café, thé, bière, eaux minérales), le régime alimentaire trop condimenté sont aussi des causes provocatrices qu'il est bon de savoir dévisager et supprimer.

Weill (de Lyon) regarde l'incontinence nocturne des enfants comme un fait de *somnambulisme vesical*, réalisant, pendant le sommeil, une décharge d'actes qui rappellent ceux qui se réalisent volontairement pendant la journée. Car si, dit-il, la vessie présente une sensibilité obscure, la région membraneuse de l'urètre jouit d'une exquise sensibilité et joue le rôle d'une véritable sonnette d'alarme, dès que l'urine prend contact avec elle. Le refoulement du besoin d'uriner ne se produit, alors, que par le frein de la volonté. Comme conclusion, sans négliger jamais le traitement des désordres locaux capables d'agir sur la vessie, on accordera toujours une grande importance à l'élément purement *nerveux* et *psychique* de la maladie. L'hydrothérapie sous toutes ses formes (drap mouillé, lotions, frictions, bains de siège froids), l'intimidation, l'appel à l'amour-propre, certaines suggestions correctrices (dans le Midi, on menace, souvent avec succès, les enfants de leur *faire manger une souris*, toutes les fois qu'ils pisseront au lit), ont autant d'importance que le traitement des oxyures, des polypes, du phimosis, des calculs ou du diabète. Car souvent on voit le mal s'émanciper de ses origines et l'habitude morbide de l'incontinence survivre aux lésions disparues.

On diminuera l'action irritante des urines acides ou riches en phosphates, par le moyen du benzoate de lithine. — Comme moyen mécanique, Powers recommande, au moment du coucher, d'obturer l'orifice préputial des *garçons* avec une légère couche de collodion ; cela suffirait pour donner naissance à un réflexe, qui supprime, après quelques semaines, l'incontinence. On peut aussi essayer la méthode de Stumpf et Mendelsohn, qui consiste à surélever pendant le sommeil le bassin de l'enfant ; pour cela, on exhausse le pied du lit le plus possible au niveau de la tête, afin que cette déclivité retarde le contact de l'urine avec la région membraneuse, point de départ de l'envie d'uriner.

Il est indispensable de savoir dévisager l'incontinence *d'origine épileptique*, afin de diriger contre le mal comitial la médication spécifique par le bromure. La morsure de la langue, la salivation, les chutes, le lit complètement défait, avec profond abattement le matin, sont les principaux signes qui mettent sur la voie du diagnostic.

Lorsque la vessie est très excitable, on peut modérer cette excitabilité par les injections d'eau boriquée tiède, surtout chez les enfants déjà grands. On a aussi recommandé la dilatation légère du canal et du col, pour apaiser le spasme. C'est encore dans les cas de spasme que l'on obtient souvent des succès par les bromures, l'antipyrine. la belladone.

Lorsqu'il y a, au contraire. de l'atonie, il faut administrer, 3 ou 4 fois par jour, dix des gouttes suivantes :

Teinture d'ergot de seigle. . . .	parties égales.
— de noix vomique. . . .	
— de rhus aromaticus. . .	

C'est également dans les formes atoniques du col que l'électricité donne d'excellents résultats. On emploie les courants induits ou galvaniques, ou encore les courants de Morton, qui sont des courants statiques de haute tension. Un pôle est placé au-dessus du pubis, tandis que l'autre est promené sur le périnée et sur les lombes. Je ne suis guère partisan des injections épidurales de cocaïne, récemment préconisées par quelques auteurs :

« Aimons les nouveautés en novateurs prudents ! »

Il faut surtout savoir, pour réussir la cure, distinguer la forme *spasmodique* d'incontinence de la forme *atonique*. Cette dernière est de beaucoup plus fréquente et s'observe principalement chez les petits garçons. La forme spasmodique avec excitabilité se reconnaît par la résistance du col de la vessie à l'olive exploratrice, ainsi que par les envies fréquentes d'uriner pendant la journée : elle est surtout constatée chez les filles et guérit souvent par l'emploi des pilules suivantes :

Extrait de valériane . . . . . . } 0,10 de chaque.
Bromure de camphre. . . . . . }

M. pour une pilule.

Aux enfants lymphatiques, un régime tonique, les préparations ferrugineuses, iodées, arsénicales et phosphatées, l'huile de foie de morue, les vins de quinquina et de Kola contribueront à la guérison. Voici une formule de cachets qui m'ont donné, récemment, un succès remarquable, dans une incontinence atonique datant de plus de dix ans :

Tartrate ferrico-potassique . . .	0,10 de chaque.
Soufre précipité	
Ergot récent pulvérisé	
Vanille pulvérisée	
Cannelle pulvérisée	

M. s. a. pour un cachet.

*
* *

Un mot sur l'*onanisme* des enfants. C'est une grande cause de dégénérescence physico-mentale. Fonssagrives considère la timidité et l'amnésie comme les deux signes les plus expressifs du mal. (L'enfant est naturellement effronté : l'onanisme le rend gauche et timide. Quant à l'amnésie, si elle n'annonce pas toujours la masturbation, il est certain qu'une mémoire heureuse est un signe presque assuré de la pureté de l'enfant.) Faire une enquête, obtenir un aveu, exercer une surveillance assidue ; lever les enfants de bonne heure et ne les quitter qu'endormis ; les habituer à coucher les bras hors du lit, avec une longue chemise coulissée aux pieds et aux mains ; veiller à la régularité dans l'urination et à la propreté parfaite des organes : tels sont les moyens préventifs. L'eau froide et l'électricité statique sont les meilleurs moyens curatifs, avec la suppression de tout condiment alimentaire. L'intimidation, la persuasion, la suggestion forment la base du traitement moral, souvent si salutaire : on inspire à l'enfant la répugnance aux attouchements, en l'envoyant, avec une vivacité indignée, se laver les mains, dès qu'on le voit toucher à ses organes. Les autres moyens de coercition physique et principalement les interventions chirurgicales, sont ordinairement à déconseiller. Pour détails, le lecteur devra se rapporter à notre livre *L'Hygiène des Sexes*.

APPENDICE D'HYGIÈNE PRATIQUE

> O femme, vainement tu serres dans tes bras
> Tes enfants, vrais lambeaux de ta plus pure essence :
> Ils ne sont plus toi-même, ils sont eux, les ingrats !
> Et jamais, plus jamais, tu ne les reprendras :
> Tu leur as dit adieu le jour de leur naissance !
>
> SULLY PRUDHOMME.

Ce volume s'adressant surtout aux familles, j'ai cru utile de le terminer par quelques notions d'hygiène générale et d'hygiène scolaire, accessibles à tous. Les parents ne pourront que faire bénéficier leurs enfants de ces notions primordiales. A côté de la devise *Liberté*, *Égalité*, *Fraternité*, a dit Landouzy, il faut leur faire commenter de bonne heure, la devise : *Propreté*, *Sobriété*, *Salubrité*.

CHAPITRE XXVIII

PRINCIPES D'HYGIÈNE GÉNÉRALE

L'hygiène est une science ayant pour but la conservation de la santé et l'amélioration de l'existence.

Par l'hygiène, la mortalité générale diminue, les épidémies reculent, la vie humaine (si fragile chez le nouveau-né surtout), est sauvegardée. Plus la science sanitaire sera ancrée au cœur d'un pays, plus les misères individuelles et la misère sociale s'atténueront, plus la moyenne vitale augmentera. Or, la vie humaine a une valeur certaine : son gaspillage est ruineux pour une nation. Toute dépense faite au nom de l'hygiène est donc, comme on l'a dit, une *économie* : car soigner sa santé est bien moins dispendieux que de soigner sa maladie.

L'HABITATION. — Il y a des maisons malades, pour ainsi dire, et des maisons en bonne santé.

Pour être salubre, la maison doit être solide, réfractaire à l'humidité : les meulières, les briques, le fer galvanisé, les ciments bien secs en sont les meilleurs matériaux. La *chambre à coucher* doit cuber au moins 40 mètres cubes par habitant : l'air doit y être renouvelé le plus possible. L'*air confiné, voilà le grand ennemi de la santé*. Les rayons solaires doivent réconforter et vivifier l'organisme : où le soleil n'entre pas, le médecin entre...

Le *toit* doit avoir une inclinaison moyenne, être couvert d'ardoise ou de tuiles, et percé de lucarnes, pour le renouvellement de l'air.

Les *murs* doivent être épais et secs, revêtus de boiseries ou de vernis nettoyables. Le *plancher* doit être en bois dur et ciré ; le *plafond* uni, sans relief, à angles arrondis. Les portes et fenêtres seront hautes, opposées, les escaliers aérés et larges. L'escalier et les couloirs sont en effet, des canaux d'approvisionnement aérien : ils doivent être bien dallés, bien éclairés, toujours propres. Les *cours* devront toujours présenter une surface plus grande que la hauteur de la maison : on n'y laissera séjourner aucun détritus.

La *cuisine* doit être loin de la chambre à coucher; spacieuse, bien dallée, très propre, avec fourneau muni d'une hotte et pierre d'évier fermant hermétiquement; les eaux ménagères seront (autant que possible) conduites *directement* dans un égout.

Les *latrines* seront munies de fosses mobiles imperméables, faciles à désinfecter et à enlever, ou bien les matières conduites directement à l'égout, par un siphon hydraulique, ce qui est préférable.

Le *chauffage* par la cheminée est, de beaucoup le plus salubre. Il faut rejeter les chaufferettes, les braseros, les poêles à combustion lente et à tirage défectueux. L'oxyde de carbone ne produit pas seulement des accidents dramatiques : il est aussi responsable d'asphyxies *lentes*, se traduisant par l'anémie rebelle, les troubles nerveux...

Tout *éclairage* artificiel vicie l'air, sauf la lumière électrique, qui est la plus hygiénique (lorsqu'on dissimule, bien entendu, la source lumineuse).

La *propreté* est la condition indispensable de la salubrité de l'habitation : il faut proscrire le plumeau et les modes de balayages et de battages qui soulèvent les poussières dans les habitations.

LE VÊTEMENT. — Habitation intime, abri protecteur du corps contre la température extérieure, le vêtement est *chaud* ou *frais*. Le vêtement chaud s'oppose au refroidissement de la peau, parce qu'il est mauvais conducteur du calorique : laine, flanelle. Un vêtement à mailles lâches est plus chaud, même léger, que s'il est épais et à mailles très serrées, parce que la couche d'air interposée emmagasine la chaleur. Un habit de lin, de chanvre, de coton, à trame serrée, est frais, tandis que les fourrures, les duvets, les jerseys de laine sont chauds. La couleur influe aussi sur les propriétés calorifiques : le blanc réfléchit les rayons du soleil et le noir les absorbe. Un vêtement serré gêne la circulation ; imperméable, il met obstacle à la transpiration, ce qui est périlleux.

Le *lit* est le vêtement du malade et de l'endormi. Hygiénique, il est en fer ou en cuivre avec sommier métallique, matelas de crin, couvertures légères, draps souvent changés. L'air et la lumière doivent circuler autour de lui : donc, pas d'alcôve, ni de rideaux. Le lit sera défait tous les matins et la literie mise à l'air. Le *matelas* sera refait au moins annuellement :

entretien exigé par l'économie autant que par l'hygiène.

La *coiffure* sera légère, les cheveux peu serrés, le cou libre de tout emprisonnement; le *linge* de corps (chemise, flanelle, caleçon), fréquemment changés : le *corset*, souple et élastique, soutiendra sans comprimer ; le pantalon, les paletots et pardessus, blouses, robes, etc., ne seront ni trop étroits, ni trop larges. L'homme portera des chaussettes, changées deux fois par semaine ; les bas de la femme seront maintenus par des jarretelles, pour ne pas gêner la circulation veineuse. Enfin la chaussure sera solide et souple, avec talons larges et peu élevés.

La peau. — La peau réclame une propreté absolue, nécessaire au maintien de ses fonctions, de la respiration et de la transpiration, qui sont capitales pour la dépuration régulière du corps. Il faut donc laver, frotter, brosser, tous les matins, la peau et ses annexes (cheveux, barbe, ongles, dents, muqueuses contiguës, etc.), minutieusement et à grande eau. Les personnes exposées aux poussières répéteront ces ablutions avant le coucher. Un bain entier tous les huit à dix jours, un bain de pieds tous les deux jours, le lavage savonneux des mains, chaque fois qu'elles ont touché quelque objet de propreté douteuse, compléteront ces préceptes d'hygiène indispensable[1].

L'ALIMENTATION. — Une saine nourriture est un réservoir d'énergie : par elle, nous fournissons le combustible à notre machine et nous lui assurons ainsi un travail régulier. Les repas doivent avoir lieu à heures fixes, afin de discipliner la digestion : on évitera tous aliments et boissons pris en dehors de ces heures de repas.

La nutrition a besoin, pour s'effectuer, de trois sortes d'aliments : *azotés* (appelés aussi albuminoïdes ou *quaternaires*, parce qu'ils renferment du carbone, de l'hydrogène, de l'oxygène et de l'azote). Ce sont les aliments essentiellement *plastiques* ou réparateurs, dont les principaux sont : l'albumine (blanc d'œuf, sérum sanguin), la fibrine (viande, chair musculaire), la caséine (fromage), la gélatine (bouillon), la chondrine

[1] Voir surtout mon livre : *Hygiène de la Beauté* 11e édit. (Doin, édit.)

(cartilages), le gluten (céréales), la légumine (légumineuses : haricot, lentille, etc.).

La deuxième classe d'aliments est constituée par les substances non azotées, *ternaires*, dites aussi *hydrocarbonées*. Ce sont : les graisses, huile, beurre, miel, sucre, gomme, amidon, dextrine, fécule, pectine (sorte de gélatine des fruits).

La troisième classe, *minérale* ou *inorganique* est représentée par le chlorure de sodium (sel), les carbonates et phosphates de chaux, soude et potasse, la magnésie, le fer, le soufre, le manganèse, etc.

Tous ces principes alimentaires se trouvent, ordinairement, réunis ou combinés par la nature : mais il n'y a guère que les œufs et surtout le *lait* que l'on puisse physiologiquement envisager comme des aliments *complets*, c'est-à-dire suffisants pour entretenir (quelque temps, du moins), la chaleur animale et réparer nos pertes journalières. La farine Nestlé a pour base le meilleur lait suisse.

Le régime *mixte* (l'association raisonnée des aliments animaux et végétaux), est le seul qui soit vraiment hygiénique et rationnel.

Parmi les *viandes*, les *rouges* sont les plus nourrissantes. La viande doit toujours être bien cuite, sous peine de transmettre des vers (ténia), des germes putrides, tuberculeux, etc... Rôtie ou braisée, la viande est saine, savoureuse et digestive. Le *bouillon* est un aliment trompeur, ou plutôt un stimulant de l'estomac.

Le *poisson*, moins nutritif que la viande, est un aliment sain, excepté pour les eczémateux. Il en est de même des mollusques et des crustacés. On neutralise les *moules* suspectes, en les faisant cuire avec 4 grammes de bicarbonate de soude par litre. Il faut toujours faire dégorger les *escargots*, qui, parfois, se nourrissent de plantes vénéneuses.

Le *pain*, doit être bien levé et bien cuit, léger, d'une odeur et d'une saveur agréables. La croûte est plus digestible que la mie. Le pain trop frais est très indigeste. Le pain *bis* (mêlé de seigle) est plus laxatif que le pain blanc et plus riche en phosphates. Le pain *essentiel* de Heudebert est des plus recommandés.

L'avoine, le maïs, l'orge, le sarrazin, sont des aliments très nourrissants. Le riz est plus médiocre. La pomme de terre abonde en sels alcalins. Les lentilles, pois et haricots sont très nutrifs, grâce à leur teneur azotée (*légumine* ou caséine végétales) : ils sont aussi nutritifs que la viande, mais bien moins assimilables. La phosphatine Falières représente la farine la plus profitable à la croissance des enfants.

Les *herbacés* ou primeurs sont destinés à contrebalancer le pouvoir échauffant des viandes. Les *fruits* frais ont un rôle analogue. Il est prudent d'éplucher et de laver avec soin toutes les crudités.

Le corps humain contient environ 200 grammes de *sel*. Il requiert 10 grammes par jour de ce condiment, qui est plutôt un véritable aliment. Le *sucre* est le type des aliments respiratoires. Il ne faut pas abuser des assaisonnements ou condiments (poivre, moutarde, ail, etc.), qui rendent l'estomac blasé et atonique.

L'eau constitue 70 p. 100 de l'organisme, qui en réclame de 2 à 3 000 grammes par jour. Quand elle est pure, c'est la meilleure des boissons alimentaires. Elle doit contenir des gaz et des sels (chlorures, carbonates), bien cuire les légumes, bien dissoudre le savon. Il n'y faut pas plus de 50 centigrammes de substances minérales et 2 centigrammes de matières organiques; 10 à 12° centigrades, au plus, comme température; absence de germes nuisibles et de microbes *patho-*

gènes, c'est-à-dire fauteurs de maladies. On devra toujours boire l'eau à petites gorgées, fraiche, mais non trop froide et se méfier de la glace dont on ignore la provenance.

Le *café* est la boisson intellectuelle par excellence. Toni-nutritif, aliment d'épargne, anti-déperditeur, spécifique de la fatigue, le café stimule la circulation et le système nerveux. Le *thé* est surtout un excitant digestif : il est souvent moins bien supporté que le café. Le *cacao* (chocolat) est aussi un tonique, mais il abonde, en outre, en matières grasses. Il ne faut pas abuser de ces « dynamophores » aromatiques, précieux dans l'usage modéré seulement.

Le *vin*, pris sans excès et étendu d'eau, soutient par son tannin, ses sels, son alcool. C'est un véritable aliment, qui contient, en moyenne, 20 grammes d'azote par litre et 40 grammes de carbone. Lorsqu'il est pur et de bonne qualité, il convient aux anémiques, aux vieillards, aux lymphatiques, aux habitants des villes, bien mieux que le cidre et la bière. Cette dernière, (plus riche en phosphates et en hydrocarbures), s'adresse, comme boisson de choix (prise bien entendu, pendant les repas), à certains estomacs débiles, aux personnes maigres et délicates de la poitrine. Le ferment pur de raisins (Jacquemin) est aussi à leur recommander.

Les eaux-de-vie, les liqueurs (et surtout les *apéritifs*) entraînent des accidents graves, pour peu qu'on fasse abus. Et la pente est, ici, fort glissante : que de gens deviennent *alcooliques* presque sans s'en douter ! Car il ne faut pas confondre l'ivresse, empoisonnement aigu et tapageur, avec l'*alcoolisme*, intoxication lente et sournoise, qui tue à la fois le corps et l'esprit.

Les éléments d'une bonne *hygiène alimentaire* sont les suivants : variété dans le régime ; association méthodique de la viande, du pain, des légumes, de manière à fournir, en vingt-quatre heures, 30 grammes d'azote et 450 grammes de carbone ; bonne préparation culinaire (éviter les dangers du plomb, dans les poteries et étamages) ; bien mâcher les aliments, dont la quantité sera en raison inverse de l'élévation du thermomètre ; discipliner les intestins par l'évacuation régulière des déchets.

L'habitude du *tabac* est plus nuisible qu'utile. Il faut surtout éviter de fumer à jeun et dans les endroits clos. Le tabac est un poison du cœur[1].

L'EXERCICE. — L'exercice est le mouvement actif des muscles du corps. Il active la nutrition, accroît l'appétit, exalte les forces, renouvelle les tissus et tonifie tout l'organisme. Pour être efficace, il doit être fait au grand air. La *gymnastique* rationnelle assouplit et invigore le corps, enseigne à l'homme la confiance en lui-même et l'art de triompher des obstacles. Le développement harmonieux des groupes musculaires et la perfection des fonctions vitales, peuvent, d'ailleurs, s'acquérir, sans violence, sans appareils compliqués, uniquement par l'exécution, en plein air, de mouvements *synergiques* amples et durables[2].

La marche, la course, la natation et les divers jeux représentent les meilleurs exercices pour les jeunes gens, dont ils amplifient les fonctions respiratoires, sans entraîner les conséquences parfois dangereuses, de l'*effort*. C'est la *fréquence* et la continuité d'un travail physique modéré,

[1] Pour détails sur l'alimentation, lire notre *Hygiène de l'Estomac*, 11e édit, (Doin, édit.)

[2] Pour détails, lire notre ouvrage ; *La Santé par l'exercice.*

qu'il faut rechercher de préférence, en matière d'éducation, afin de lutter contre la réclusion et la sédentarité, funestes au jeune âge. Les jeux paisibles, la marche, la course au galop, la danse, le saut, l'équitation, le cyclisme, le patinage, doivent surtout être encouragés. La natation joint aux avantages d'un exercice excellent pour la poitrine l'influence bienfaisante du bain. L'exercice vocal et les chants rythmés concourent aussi, efficacement, à l'accroissement de l'envergure thoracique et à l'activité, si importante, de la fonction respiratoire. L'air a, en effet, une valeur vitalisante au moins aussi capitale que l'aliment : augmenter la capacité pulmonaire, c'est mettre davantage d'oxygène en présence du globule sanguin; c'est prévenir l'anémie et la tuberculose; c'est organiser la *résistance* humaine.

Les professions. — Le travail exagéré, mal dirigé, dans un milieu malsain, est funeste à la santé. Il faut, d'abord, éviter le travail nocturne, la nuit étant faite pour dormir. Il faut lutter, ensuite, contre la mauvaise ventilation des ateliers et les attitudes vicieuses de certaines professions; s'efforcer de prévenir les accidents, blessures, brûlures, etc., de causes professionnelles.

Les professions les plus salubres sont celles de *plein air* ; les plus éprouvées par la maladie sont celles à *poussières*. La loi protège le travail des femmes et des enfants, en réglemente les heures et inspecte les métiers insalubres. L'hygiène s'occupe d'améliorer les habitations ouvrières et prescrit l'observation des précautions indispensables pour lutter contres les dangers de certaines professions. C'est ainsi que les températures élevées (verreries, raffineries) causent l'anémie, la maigreur ; l'humidité (tannerie, lessivage, batellerie) expose aux rhumatismes et aux affections pulmonaires ; les contacts animaux (boucherie, mégisserie, vidange) aux affections de la peau et à l'asphyxie ; les poussières, aux affections respiratoires, etc., etc. On s'attachera à diminuer par l'hygiène ces causes morbides.

Les *empoisonnements industriels* sont surtout le fait du plomb, du mercure, de l'arsenic, du phosphore, etc... Leur gravité, progressive et souvent sérieuse, exige de multiples précautions, dont les principales sont : la sobriété, l'usage du lait, l'interdiction absolue de manger et de boire dans les ateliers, la propreté extrême du corps, et notamment des mains, du visage et des dents. L'emploi des masques industriels, les triturations en vase clos des substances toxiques, l'usage de vêtements exclusivement destinés au travail ; la propreté extrême et la bonne aération des locaux industriels, qui ne seront jamais assez spacieux ; enfin, la réduction des heures de labeur, lutteront efficacement contre les influences délétères et diminueront le lourd tribut payé par les travailleurs aux intoxications de l'industrie.

Les *professions intellectuelles* prédisposent aux affections nerveuses et cérébrales, à la constipation, aux troubles digestifs, aux gravelles. En évitant le travail après le repas, en recommandant la sobriété, l'aération, la promenade au grand air, les voyages, l'abstinence des poisons cérébraux (alcool, café, thé, tabac, morphine), on donnera à ces professions sédentaires (où les centres nerveux sont en émoi permanent) le *maximum* de salubrité possible[1].

[1] Pour détails, voir notre ouvrage : *L'Hygiène du travail* (Hetzel, édit.)

CHAPITRE XXIX

NOTIONS D'HYGIÈNE SCOLAIRE

Le milieu scolaire. — Le milieu scolaire doit être hygiénique et salubre, à titre d'avantages physiques et d'exemple moral pour les écoliers. L'*inspection sanitaire* a pour but, par sa périodicité régulière, d'assurer le maintien d'un milieu scolaire hygiénique et de combattre les causes d'insalubrité dans les écoles : elle vise à la fois l'école et l'écolier.

L'école doit être construite sur un sol en pente, sec, perméable, bien draîné et bien blindé et ses substructions seront en meulières bien sèches. L'orientation S.-E. + N.-O. est la plus souhaitable. Les murs, en moellons ou briques, auront au moins 0,40 d'épaisseur. Le rez-de-chaussée sera surélevé. Chaque classe ne recevra pas plus de 40 élèves, chaque élève jouissant d'un cube de 5 mètres d'air respirable. Le plancher de la classe sera en chêne, le plafond dépourvu d'angles et de saillies et repeint une fois par an ; les murs pourvus d'un ciment lisse imperméable à l'eau, peints en gris ou en vert bleu, sans couleurs toxiques. Les portes seront à vantail unique, d'un mètre de large ; les fenêtres à guillotine ou à vitres perforées.

Le *préau couvert* doit avoir une hauteur de 4 mètres et une surface égale à celle de toutes les classes totalisées. Un *vestiaire* est indispensable. La *cour* sera nivelée et sablée : ni les eaux ménagères, ni les urinoirs ne s'y écouleront à ciel ouvert. Lorsqu'on ne pourra obtenir, pour l'évacuation des matières, le tout-à-l'égout, qui est le meilleur des systèmes, on adoptera la tinette mobile, avec obturateur, ventilateur et large chasse d'eau. On recommandera aux enfants, sous peine de punitions, la propreté méticuleuse des sièges : les cabinets, eux-mêmes, seront très éclairés et carrelés de tous côtés. Les tinettes seront, journellement, désinfectées par le sulfate de fer. Quant aux urinoirs, ils seront à plaques d'ardoise, avec large effet d'eau.

Le *mobilier scolaire* ne doit pas être d'un type uniforme, ni de trop grandes dimensions : les bancs doivent fournir un point d'appui pour les reins, sous peine d'attitudes vicieuses.

Les *tables-bancs* doivent être mobiles, à une ou deux places, appropriés à la taille des enfants ; ceux-ci ne seront jamais encastrés dans une immobilité préjudiciable à leur santé. L'inclinaison du pupitre sera de 15 à 18 degrés. On adoptera trois ou quatre types de pupitres-bancs, correspondant aux diverses tailles. Pour la différence de hauteur entre la table et le banc, on adoptera les chiffres suivants :

Taille de	0m,90 à 1m,10	0m,17
—	1m,17 à 1m,36	0m,21
—	1m,35 à 1m,53	0m,22

Songeons que la croissance trimestrielle des enfants dépasse, en moyenne, 1 centimètre et nous comprendrons la nécessité d'un mobilier scolaire variable ! Ce mobilier sera maintenu toujours en bon état, pour éviter les plaies par échardes.

L'*air des classes*, confiné et vicié, a besoin de fréquents renouvellements. A défaut de ventilateurs spéciaux, pour la propulsion d'air neuf et l'aspiration d'air vicié, on procédera, tous les quarts d'heure, à l'ouverture complète des fenêtres, pendant au moins trois minutes. Si le bruit du dehors n'est pas gênant, cette ventilation peut rester permanente pendant l'été. Au cours de la saison froide, un chauffage hygiénique remédie, en grande partie, aux dangers du méphitisme aérien, dangers qui existent, d'ailleurs (quoique à un moindre degré), dans les couloirs, vestiaires, préau couvert. Mais l'ouverture intermittente des fenêtres devra se faire également en hiver, un air pur étant encore plus indispensable à la santé qu'un air chaud !

Le *chauffage* central à la vapeur est le plus hygiénique, lorsqu'on peut l'installer dans une école. A défaut de ce progrès, on aura recours aux poêles en faïence ou en terre réfractaire, ainsi qu'aux poêles en fonte. Mais il faut renoncer aux poêles mobiles ou à combustion lente, et supprimer les clefs de réglage, fertiles en accidents.

Jamais les locaux scolaires ne reçoivent trop de *luminosité* naturelle. Dans les classes, la lumière doit venir d'en haut, sous une incidence de 40° environ pour une pièce de 3 mètres à 3 mètres et demi de hauteur. L'éclairage par devant est très mauvais, parce qu'il éblouit les élèves. L'éclairage par derrière est également défectueux, à cause de l'ombre du corps. L'éclairage par le faîte est un peu meilleur, mais n'est guère pratique. Le meilleur éclairage est donc l'éclairage latéral : *unilatéral*, plutôt, car le bilatéral fatigue la vue. Le jour doit venir préférablement *de gauche*, avec l'exposition Nord.

Pour l'éclairage *artificiel*, il faut qu'il soit fixe, point trop jaune, autant que possible individuel ou pour un petit groupe d'élèves. L'électricité, qui ne vicie ni n'échauffe l'air et modifie peu les objets, fournit la lumière la plus intense, ne fatiguant pas la vue lorsqu'on ne la fixe pas. Le meilleur éclairage est, ensuite, le gaz, avec *manchon incandescent*. Viennent enfin les lampes à pétrole, avec abat-jour opaque et les lampes à huile végétale, de systèmes perfectionnés. L'éclairage par la bougie ou par le bec de gaz papillon est absolument à rejeter : il échauffe et vicie l'air et fatigue la vision par son peu de fixité.

Le travail scolaire. — La *lecture* et l'*écriture*, qui représentent, en résumé, le travail scolaire, ont besoin de s'effectuer suivant les règles de l'hygiène. Les livres doivent être imprimés sur papier blanc jaunâtre, à l'aide de caractères neufs du n° 8 interligné d'un point. Tout livre qui, à l'éclairage d'une lampe placée à 1 mètre, n'est pas lisible, pour une vue normale, à la distance de 80 centimètres, doit être rejeté. Le nombre de 7 lettres par centimètre représente un *maximum*, pour une lisibilité nette et précise.

Il faut exiger *l'écriture droite sur papier droit, corps droit*, l'enfant étant tenu à 30 centimètres de son papier ou de son ardoise.

En suivant exactement ces prescriptions, on évitera à l'écolier les maladies professionnelles résultant des mauvaises attitudes scolaires : la *scoliose* (déviation latérale de la colonne vertébrale) et la *myopie* (perte de l'acuité visuelle éloignée).

L'école est une fabrique de myopes : la myopie de l'écolier augmente, comme fréquence, avec le travail exigé, l'âge, la durée de fréquentation de l'école et les efforts d'accommodation ou d'adaptation oculaire. L'hérédité et le lymphatisme prédisposent l'enfant à la myopie : mais c'est l'éclairage insuffisant, le travail prolongé, le mobilier scolaire disproportionné, les livres mal imprimés qui déterminent surtout cette anomalie visuelle, dont les conséquences ultérieures sont loin d'être négligeables.

On prévient la myopie scolaire par le parfait éclairage, les livres et cartes clairement imprimés, le mobilier bien adapté à la taille. Les maîtres s'opposeront aussi au travail trop rapproché (moins de 35 centimètres), au besoin par un *appareil d'arrêt ;* ils exigeront l'écriture droite, sur papier droit, corps droit ; ils réduiront au *minimum* la durée des devoirs scolaires, *surtout à la maison*, où souvent les conditions du travail sont encore moins hygiéniques qu'à l'école. Les promenades à la campagne, la vue des grands horizons, les exercices en plein air, les modificateurs généraux de l'anémie et du lymphatisme (fer, iode, arsenic, phosphore) compléteront la prophylaxie de la myopie scolaire.

Les *déviations de la colonne vertébrale*, produites par les mauvaises attitudes scolaires, se font surtout dans le sens transversal : c'est la *scoliose*, à courbures unique ou multiples, atteignant plus volontiers les jeunes filles prédisposées par leur débilité. La scoliose se complique d'inégalités diverses dans les épaules, les omoplates, le bassin : elle gêne les fonctions thoraciques, et, plus tard, les importantes fonctions maternelles. Il faut accuser de ces déformations : l'écriture inclinée sur papier droit ; la position assise *unifessière* sur des bancs étroits : la surélévation de la table, qui force l'enfant à prendre point d'appui sur l'avant-bras droit pour écrire ; l'absence de point d'appui en arrière. Toutes ces causes tordent la colonne vertébrale, rétrécissent les voies respiratoires et préparent parfois la tuberculose.

L'enfant est un être fatalement mobile, auquel l'école inflige, comme l'a dit Michelet, un enfer d'immobilité.

Il ne faut pas attendre que les omoplates soient complètement *ailées* et la courbure rachidienne acquise, pour instituer un traitement curatif approprié aux déviations.

Dans la scoliose confirmée, il arrive le plus ordinairement que le flanc gauche se creuse, la hanche du même côté devenant saillante. Il existe alors : 1° sur la colonne vertébrale, une véritable déformation *gibbeuse*, 2° du côté des membres inférieurs et de la région lombaire, des déviations qui aboutissent à une claudication plus ou moins marquée.

Il existe aussi un mode de déformation, extrêmement commun chez les jeunes gens et les jeunes filles surtout ; nous voulons parler du *dos rond*, scientifiquement *cyphose*, caractérisé par une voussure exagérée de la région dorsale. La cyphose tient aussi à des attitudes vicieuses ordinairement contractées pendant la période scolaire. Le vulgaire se figure que l'on peut triompher de ces déformations par l'emploi de corsets d'attitude, ou même de simples bretelles, dites américaines. C'est une bonne plaisanterie. Lorsqu'on connait la puissance énorme des muscles qui président au développement de la scoliose surtout, on conçoit que ce n'est pas trop de la combinaison des agents physiques les plus puissants (massage, électricité, appareils moulés, etc.), pour rectifier le relâchement éprouvé par les ligaments vertébraux, ramener les épaules en arrière et repousser en avant la voussure dorsale.

Nous obtenons (avec les corsets en cuir moulé principalement) des résultats très remarquables dans les cas les plus avancés de scoliose. Bien faits, ces appareils évitent les courbures et ensellures *de compensation*, qui rendent les déviations de la taille incurables, en établissant un interminable cercle vicieux pathologique. Lorsqu'il y a des douleurs et des signes d'abcès par congestion, c'est signe que les os sont atteints de carie (mal de Pott) : il faut soigner, d'une façon toute spéciale (à l'intérieur par les antiscrofuleux, à l'extérieur par les révulsifs), cette maladie de la plus haute gravité.

Duchenne de Boulogne a parfaitement démontré le rôle joué par les lésions musculaires, dans les déviations de la taille. C'est principalement le défaut d'équilibre entre les puissances musculaires antagonistes des gouttières vertébrales, l'atrophie de certains groupes, les contractures d'autres groupes, et parfois le gonflement rhumatismal des cartilages intervertébraux, qui sont, aujourd'hui, reconnus comme occupant le rôle prépondérant dans l'étiologie des déviations.

L'hygiène des attitudes, jointe aux appareils redresseurs et compressifs bien appliqués, permettent de guérir promptement un certain nombre de déviations. Pour les scolioses des adolescents, c'est, avec le corset en cuir moulé, la gymnastique, et surtout *l'électrisation* bien faite des muscles rachidiens mis en cause (du côté de la convexité de la courbure), qui donnent les résultats les plus complets et les plus durables. Ces pratiques seront combinées avec les exercices du tronc et le lit dur, qui rectifient l'attitude du jour et celle de la nuit.

La surveillance fréquente des écoliers faibles, la gymnastique de plein air, les temps de repos fréquents, pendant les heures de classes, le bon éclairage et le bon mobilier, les méthodes de lecture et d'écriture rationnelles s'opposent, au développement d'un mal disgracieux, nuisible aux poumons, au cœur et au bassin.

A côté de ces maladies scolaires capitales, les écoliers soumis à un travail exagéré pour leur cerveau, souffrent parfois du mal de tête congestif, de saignements de nez, troubles du sommeil et de l'appétit, d'exagération émotive de la sensibilité, déséquilibre nerveux, etc. L'hérédité, la croissance et les prédispositions nerveuses spéciales exagèrent ces méfaits de *surmenage*. Les enfants surmenés sont plus sujets à contracter les embarras gastriques, la fièvre typhoïde, la tuberculose.

Le remède au surmenage est dans une charge plus modérée des programmes, avec fréquentes récréations et conditions d'hygiène physique et mentale adaptées, autant que possible, aux *exigences individuelles* : question de doigté spécial, pour le maître intelligent. Le système des punitions corporelles, mauvais en soi, est parfois utile à l'égard de certains enfants indomptables : la Nature ne procède pas autrement lorsqu'elle se sert de la douleur pour imprimer à ses enseignements un souvenir durable.

Avant l'âge de 8 ans, on fera bien d'éviter tout programme d'enseignement *dogmatique* : il ne faut pas réclamer du jugement ni de l'attention, dans les classes enfantines ; s'efforcer d'instruire en amusant et de récréer en plein air, voilà le but à poursuivre. A l'école primaire, sur six heures de présence, il faut compter quatre heures de travail, une demi-heure de gymnastique, une demi-heure de chant, une demi-heure de travail manuel et une demi-heure de jeux. La durée des leçons ne doit pas excéder vingt minutes dans les cours élémentaires, trente dans les cours moyens, quarante-cinq dans les cours supérieurs. Comme travail cérébral total, on peut leur demander, au maximum :

De 5 à 8 ans.	12 heures par semaine.	
De 8 à 10 ans.	18	—
De 10 à 12 ans.	21	—
De 12 à 14 ans.	25	—
De 14 à 17 ans.	30 à 45	—

L'examen médical des *yeux*, des *oreilles* et des *dents* s'impose chez les écoliers : le médecin, persuadé *a priori* que les paresseux sont des malades, songera à la prévention et à la cure des maladies et infirmités sensorielles. Il veillera aussi à la correction du bégaiement et des autres anomalies curables de l'appareil vocal. Nos sens sont des outils dont le système nerveux tient le manche.

Hygiène de l'écolier. — L'hygiène de l'écolier est intimement liée à la stricte exécution d'un certain nombre de prescriptions indispensables, que nous allons résumer en peu de mots.

Lorsque l'école ne peut recevoir une *eau* de source irréprochable, l'eau destinée à la consommation sera bouillie et filtrée. En été, une boisson hygiénique point trop froide (coco) sera mise à la disposition des enfants. L'origine aqueuse de la fièvre typhoïde, du choléra, de la dysenterie, etc., nous explique l'importance des précautions à prendre vis-à-vis des boissons. Il faut aussi songer à l'origine miasmatique et aérienne des maladies : éloigner des classes les cabinets d'aisance, les installer dans les cours avec sol et parois imperméables et lisses, large et facile lavage, propreté constante, appareils de vidanges à parois parfaitement étanches.

La tuberculose pulmonaire se transmettant surtout par les *poussières*, on interdira formellement le balayage à sec : on balaiera, chaque jour, avec la sciure de bois mouillée d'eau phéniquée, et les ordures ramassées seront, autant que possible, incinérées. Le nettoyage des mobiliers se fera à l'aide d'une toile humide. Ces soins de propreté ne devront jamais s'effectuer pendant la durée des classes ni par les mains des élèves. Ces derniers devront toujours se brosser et se décrotter au dehors; ils cracheront dans des crachoirs à eau.

Une *visite de propreté* sera faite par l'instituteur et l'institutrice, avant l'entrée en classe : tout élève malpropre pourra être évincé. Le bon entretien de la peau et des vêtements n'est-il pas possible pour les plus pauvres? Les cheveux seront courts et brossés chez les garçons, peignés et nattés chez les filles; les ongles coupés; les dents nettoyées avec la brosse et la poudre de craie et de magnésie. L'usage régulier des ablutions et des bains joue le rôle capital dans l'hygiène de la jeunesse. A défaut des rivières et des piscines, les douches de propreté ou bains par *aspersion* peuvent être, partout, installés économiquement. Toute école doit, d'ailleurs, être munie de *lavabos*, pour parer à la propreté fréquente des mains et aux lavages indispensables du visage pendant la journée.

L'instituteur doit tenir la main à ce que les *vêtements* soient toujours propres et raccommodés, le linge de corps changé une fois par semaine au moins, les chaussures et les coiffures convenables : il signalera à la caisse des écoles les enfants dont la pauvreté exige, dans cet ordre d'idées, l'aide (pécuniaire ou en nature) de la collectivité.

Il surveillera de même le déjeuner du matin, dont on doit varier et améliorer sans cesse la composition, en veillant surtout à la bonne qualité de la soupe, à la parfaite tenue des *cantines scolaires*. Le régime des enfants devra être plus végétal qu'animal : le pain, les œufs, le fromage non odorant, les purées de légumes, les pommes de terre bouillies, constitueront le fond de leurs menus, avec un peu de viande et de l'eau rougie comme boisson. Le tabac et l'alcool seront sévèrement interdits. Les maîtres profiteront, même, de leur autorité pour inspirer de bonne heure, aux enfants, la *crainte de l'alcool*, commencement de la sagesse, pour l'ouvrier comme pour le bourgeois. L'alcool (en dépit de toutes les campagnes paradoxales ou intéressées tentées en sa faveur) est un poison pour l'organisme ou (si vous aimez mieux) un *médicament*, c'est-à-dire un produit *anti-physiologique* aussi hostile à la santé qu'à la morale et à la dignité humaines. Traitons-le donc en ennemi !

L'hygiène de l'écolier se complète par la période des *vacances*. Bénie des enfants aisés, cette période est souvent funeste aux enfants pauvres, qui n'ont guère à y trouver que la promiscuité dangereuse de la rue, et le milieu familial, toujours inférieur, comme salubrité, au milieu scolaire. Les *colonies de vacances* viennent en aide à ces infériorités sociales : leur principe est excellent, le but qu'elles remplissent étant principalement, d'améliorer la santé des enfants délicats et peu aisés tout en continuant la moralisation par l'instituteur[1].

La contagion scolaire. — Les enfants indisposés doivent être éloignés de l'école. Le directeur préviendra le médecin scolaire de toute maladie contagieuse (ou présumée telle) venant à se produire dans l'école, afin de pouvoir éloigner, le cas échéant, les frères et sœurs de l'enfant malade et désinfecter de bonne heure les locaux scolaires. Tout signe de fièvre, chez un enfant, sera suspect.

Evitons, autant que possible, l'hôpital à l'enfant : les meilleurs hôpitaux infantiles ne sont que des cimetières !

[1] La réforme du vêtement des collégiens s'impose comme celle du mobilier scolaire. Le sévère uniforme (qui déguise l'enfant en petit soldat) lui donne un maintien raide, empêche la circulation de l'air, les fonctions de la peau, gêne la liberté des mouvements, emprisonne et *caparaçonne* (selon le mot de Simon), de petits êtres qui grandissent et dont le costume gêne la croissance (qu'il s'agisse du temps d'étude ou de celui consacré à la promenade). La tunique actuelle, assez grotesque, empêche le développement du thorax, son col gêne les mouvements et irrite le cou, cause fréquente de glandes et de furoncles.

Dès qu'une affection contagieuse est signalée dans une école, on redoublera de précautions hygiéniques, pour l'eau, l'air, la propreté des locaux scolaires et des écoliers. La désinfection des classes, préau, vestiaire, etc. (par l'eau de Javel, le crésyl, le sublimé à 1 p. 1 000) sera faite un jour de congé : on projettera dans les cabinets privés une solution concentrée de sulfate de cuivre ou de chlorure de zinc.

L'enfant qui a été malade ne devra rentrer à l'école que muni d'un *certificat de guérison*, délivré par le médecin délégué. Avant sa rentrée, l'enfant sera soumis à des bains et frictions savonneuses de la peau et du cuir chevelu, lotions nasales et buccales phéniquées, désinfection des vêtements à l'étuve. Ces mesures pour la réintégration ne s'appliquent, évidemment, qu'aux maladies contagieuses. Il est sage de brûler les livres, cahiers, jouets ayant servi à un enfant varioleux, dipthérique, etc.

La *rougeole* tient, comme fréquence, la tête des contagions scolaires. Elle est parfois, très grave par ses complications, surtout chez les enfants jeunes et débiles, tristes produits de l'hérédité et de la misère! La contagion de cette fièvre éruptive est très rapide et souvent impossible à saisir : elle commence bien avant que l'éruption soit déclarée. Le rôle de l'isolement et de la désinfection est, pour cette raison, souvent illusoire. Lorsque, toutefois, la rougeole est généralisée à une école, il est sage de la licencier pendant quelques jours, de désinfecter minutieusement les locaux. La durée de la quarantaine imposée à l'enfant rubéolique sera de vingt-cinq jours. Les récidives de la maladie sont très rares.

La *scarlatine* règne, comme la rougeole, à la fin de l'hiver et au printemps : sa contagiosité est fort marquée, mais beaucoup moins rapide.

Elle persiste pendant toute la durée du dépouillement de l'épiderme et exige des mesures très rigoureuses : quarante jours d'isolement, lotions antiseptiques, désinfection des crachats et des urines ; bains savonneux, suivis d'onctions grasses sur la peau et le cuir chevelu ; étuvage de la literie et des vêtements, etc.

La *variole*, à l'inverse des deux précédentes fièvres, est plus fréquente chez les enfants grandets, à cause de l'immunité conférée par la vaccination dans le premier âge. Très contagieuse à toutes ses périodes, elle l'est surtout à la période du pus et des croûtes, dont la virulence est fort résistante. L'isolement doit durer quarante jours ; la peau et le cuir chevelu seront l'objet de plusieurs nettoyages antiseptiques avant la rentrée : la désinfection des hardes et du couchage devra être sérieusement faite, sous peine de transmission épidémique certaine.

On évite la variole en revaccinant les enfants à partir de l'âge de six ans et en répétant l'opération l'année suivante en cas d'échec. Grâce à ces saines pratiques, la variole disparaît graduellement du milieu scolaire. Il est excellent aussi de revacciner les enfants l'année où ils quittent l'école, ce qui leur permettra d'attendre le jour de la revaccination militaire.

La *varicelle* est une éruption bénigne, mais contagieuse, exigeant vingt jours d'isolement. Il en est de même des *oreillons*, plus fertiles en complications sérieuses, chez les enfants un peu âgés surtout.

La *diphtérie* fait, de trois à sept ans, beaucoup de victimes par son extension surtout aux voies respiratoires (*croup*). La virulence contagieuse de cette maladie est tenace, mais, heureusement, peu diffusible. Elle commence avec les premiers symptômes et persiste pendant la convalescence. L'isolement doit être de six semaines, et la rentrée ne se fera qu'après de minutieuses précautions antiseptiques.

La *coqueluche*, grave (comme nous l'avons vu), par ses complications, est surtout fréquente de deux à six ans et contagieuse pendant les quintes : elle demande un isolement de six semaines au moins et la cessation complète des accès.

La *peau et le cuir chevelu* donnent lieu à des contagions scolaires en dehors des fièvres éruptives. Il existe des *gourmes* contagieuses (impétigo inoculable), qu'il importe d'isoler jusqu'à complète guérison. On devra aussi évincer, quelques jours, et traiter sérieusement les enfants porteurs de poux ou d'autres parasites (gale).

Les *teignes* (favus, trichophytie, herpès tonsurans) seront éloignées de l'école jusqu'à leur complète guérison, qui demande souvent plusieurs mois. Il faut savoir que le cheval, le chat et le chien sont suspects de transmettre la teigne tonsurante.

Quant à la *pelade*, sa contagion est faible, nulle, parfois. On se méfiera, toutefois, de la promiscuité des coiffures, oreillers, tondeuses et autres instruments de toilette. L'enfant peladique sera éloigné et soigné, chez lui, pendant quelques semaines : il ne rentrera à l'école qu'avec des emplâtres ou calottes recouvrant les plaques dénudées, jusqu'à complète repousse des cheveux tombés.

A côté des contagions microbiennes, il faut faire une petite place à la *contagion nerveuse* ou par imitation. Les enfants affligés d'attaques d'épilepsie ou d'hystérie, de convulsions, de danse de Saint-Guy, tics et grimaces ou contorsions nerveuses, devront être soustraits, dans l'intérêt général, à l'agglomération scolaire.

C'est par cette lutte contre les contagions que nous protégerons l'enfance contre les maladies évitables et que nous pourrons, dans la mesure du possible, enrayer la dépopulation de notre France et la dégénérescence de sa race.

TABLE ANALYTIQUE

DES CHAPITRES

CHAPITRE PREMIER

GÉNÉRALITÉS SUR LA PUÉRICULTURE

CHAPITRE II

L'APPAUVRISSEMENT DU SANG OU ANÉMIE

CHAPITRE III

LE RACHITISME

CHAPITRE IV

LYMPHATISME, SCROFULE, TUBERCULOSE

CHAPITRE V

L'HERPÉTISME

CHAPITRE VI

L'ARTHRITISME

CHAPITRE VII

LES FIÈVRES ÉRUPTIVES

CHAPITRE VIII

LES OREILLONS

CHAPITRE IX

AFFECTIONS DE LA BOUCHE

CHAPITRE X

MAUX DE GORGE

CHAPITRE XI

LA DIPHTÉRIE

CHAPITRE XII

RHUME DE CERVEAU ET TOUX

CHAPITRE XIII

ÉTATS CONGESTIFS DES VOIES RESPIRATOIRES

CHAPITRE XIV

COQUELUCHE ET FAUSSES COQUELUCHES

CHAPITRE XV

LES MALADIES DU CŒUR

CHAPITRE XVI

LA CONSTIPATION

CHAPITRE XVII

LES VERS

CHAPITRE XVIII

LA GASTRO-ENTÉRITE

CHAPITRE XIX

LA FIÈVRE TYPHOÏDE

CHAPITRE XX

AFFECTIONS NERVEUSES

CHAPITRE XXI

LES MAUX DE TÊTE DANS LE JEUNE AGE

CHAPITRE XXII

LES CONVULSIONS

CHAPITRE XXIII

LA DANSE DE SAINT-GUY

CHAPITRE XXIV

LA RAGE ET L'ENFANT

CHAPITRE XXV

HYGIÈNE ET MÉDECINE DE L'OREILLE

CHAPITRE XXVI

HYGIÈNE ET MÉDECINE DE L'ŒIL

CHAPITRE XXVII

L'INCONTINENCE NOCTURNE D'URINES

ÉVREUX, IMPRIMERIE DE CHARLES HÉRISSEY

www.ingramcontent.com/pod-product-compliance
Ingram Content Group UK Ltd.
Pitfield, Milton Keynes, MK11 3LW, UK
UKHW020257230726
13925UKWH00001B/102

9 782013 601177